DES VUES

LONGUES, COURTES ET FAIBLES

ET DE LEUR TRAITEMENT

PAR L'EMPLOI SCIENTIFIQUE DES LUNETTES

PAR

J. SOELBERG WELLS

F. R. C. S.

Docteur en médecine de la Faculté d'Édimbourg,
Professeur d'Ophthalmologie à King's College, de Londres; chirurgien spécial
pour les maladies des yeux à King's College Hospital,
et chirurgien à the royal London Ophthalmic Hospital, Moorfields.

OUVRAGE TRADUIT SUR LA 4e ÉDITION

Par le Dr G. DARIN

PARIS

ADRIEN DELAHAYE, LIBRAIRE-ÉDITEUR

PLACE DE L'ÉCOLE-DE-MÉDECINE

1874

DES VUES

LONGUES, COURTES ET FAIBLES

ET DE LEUR TRAITEMENT

PAR L'EMPLOI SCIENTIFIQUE DES LUNETTES

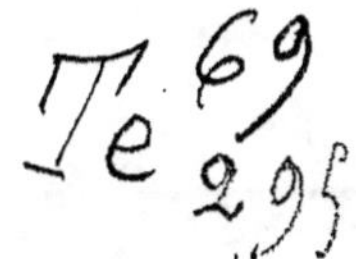

CORBEIL. — Typ. et stér. de CRÉTÉ FILS.

DES VUES

LONGUES, COURTES ET FAIBLES

ET DE LEUR TRAITEMENT

PAR L'EMPLOI SCIENTIFIQUE DES LUNETTES

PAR

J. SOELBERG WELLS

F. R. C. S.

Docteur en médecine de la Faculté d'Édimbourg,
Professeur d'Ophthalmologie à King's College, de Londres; chirurgien spécial
pour les maladies des yeux à King's College Hospital,
et chirurgien à the royal London Ophthalmic Hospital, Moorfields.

OUVRAGE TRADUIT SUR LA 4e ÉDITION

Par le Dr G. DARIN

———

PARIS

ADRIEN DELAHAYE, LIBRAIRE-ÉDITEUR

PLACE DE L'ÉCOLE-DE-MÉDECINE

1874

ERRATA

Page 5', dernière ligne, *au lieu de* $\frac{1}{A}$ ou 1,A, *lisez :* $\frac{1}{A}$ ou 1 : A.

— 55, ligne 17, *au lieu de* lentille concave, *lisez :* convexe.

— 68, ligne 11, *au lieu de* core, *lisez :* encore.

— 69, ligne 18, *au lieu de* envison, *lisez :* environ.

— 101, dernière ligne, *au lieu de* do nutrition, *lisez :* de nutrition.

— 112, ligne 21, *au lieu de* la dipiopie, *lisez :* diplopie.

— 116, ligne 17, *au lieu de* l'entrecroisant, *lisez :* s'entrecroisant.

— 134, dernière ligne, *au lieu de* près de l'angle supérieur, *lisez :* inférieur.

— 144, ligne 13, *au lieu de* constatés, *lisez :* constaté.

— 150, dernière ligne, *au lieu de* lcooration, *lisez :* coloration.

— 223, ligne 19, *au lieu de* nº pour XV, *lisez :* nº 15 pour.

AVANT-PROPOS DU TRADUCTEUR

« L'essor remarquable qu'a pris l'oculistique dans ces vingt dernières années est peut-être sans exemple dans l'histoire de la médecine, par sa rapidité et son caractère éminemment scientifique. Le philanthrope n'est pas seul à se réjouir de ces conquêtes qui préviennent ou guérissent tant de maux en face desquels on se trouvait naguère désarmé; l'ami de la science a tout lieu de les regarder aussi d'un œil fier. On ne peut s'y tromper; ce n'est pas à tâtons ni par hasard qu'on a rencontré le progrès, mais bien grâce à une marche dont la méthode rigoureuse est une garantie de succès. De même que l'astronomie, par son exemple, a inspiré jadis aux sciences physiques la confiance dans la vraie méthode, l'oculistique montre aujourd'hui d'une manière frappante les progrès que peuvent amener en thérapeutique l'application des méthodes de recherches bien comprises et l'intelligence de la cause des phénomènes. Il n'est pas étonnant qu'un champ où l'esprit scientifique pouvait se promettre d'aussi beaux triomphes ait attiré des travailleurs éminents; c'est en grande partie grâce à leur nombre que le développement de l'ophthalmologie s'est fait avec une aussi surprenante rapidité. Qu'on me permette de nommer pour l'Allemagne, la Hollande et l'Angleterre MM. Albert de Græfe à Berlin, Donders à Utrecht et Bowman à Londres. » — A ces trois noms il convient d'ajouter celui de l'illustre Helmholtz, à qui revient une part considérable de la gloire revendiquée par lui pour ses confrères.

C'est grâce aux travaux de ces savants expérimentateurs qu'on est parvenu à expliquer des anomalies de la vision jusque-là fort obscures, et qu'on a réussi à les faire céder à l'*emploi de lunettes bien choisies.*

Chacun sait avec quelle merveilleuse rapidité l'œil normal peut passer de la vision nette d'un objet rapproché, comme les caractères typographiques de ce livre par exemple, à celle d'une étoile située à une distance incalculable. « L'organe s'adapte tour à tour à la vision des corps différemment éloignés par un mécanisme analogue à celui de la *mise au point* de l'appareil photographique, mais avec une facilité et une perfection telles que les personnes étrangères à la science de l'optique n'ont pas conscience des changements qui se produisent dans son intérieur. Les lentilles de verre des photographes ne sont pas fixées invariablement, elles sont montées dans un tube mobile, que l'opérateur déplace au moyen d'un pignon et d'une crémaillère, de manière à obtenir des images nettes sur l'écran, quelle que soit la distance des objets qu'il veut reproduire. Les lentilles doivent être d'autant plus loin du verre dépoli que l'objet à représenter est plus voisin de l'appareil. C'est là ce qu'on appelle la mise au point. L'œil, destiné aussi à recevoir sur la rétine des images nettes d'objets différemment éloignés, doit donc également contenir une partie mobile pour *se mettre au point*. Ce rôle est joué par le cristallin ; mais combien sont maladroits nos instruments lorsqu'on les compare au mécanisme de l'appareil oculaire ! »

C'est à ce mécanisme que l'on donne le nom d'*accommodation*. Mais l'œil normal, pour voir nettement, ne met pas en œuvre sa faculté accommodatrice pour la vision à *toutes* les distances. Au repos, c'est-à-dire lorsque son appareil dioptrique seul fonctionne, il est organisé pour voir les objets lointains. Ce n'est qu'en deçà de 18 à 20 pieds que la réfraction oculaire réclame le secours de l'accommodation. Toutefois ce pouvoir de l'œil a une limite ; ainsi un objet rapproché de l'organe de plus de $0^m,25$ cesse généralement d'être vu d'une manière distincte. C'est donc entre ces deux limites, l'infini et $0^m,25$, que cesse la portée normale de la vue : c'est là ce qu'on appelle le *parcours* ou l'*amplitude* normale de l'accommodation. Donders a appliqué aux yeux organisés de la sorte le nom d'*emmétropes*. — Mais tous les yeux ne sont pas construits sur ce type normal. Il en est dont la *réfraction* est défectueuse et qui sont incapables de voir, sans le secours de lunettes, les objets placés aux distances extrêmes de la vision ordinaire, physiologique ; on en rencontre dont la réfraction est trop forte, ce sont les *myopes ;* d'autres ont une puissance réfringente trop faible, ce sont les *hypermétropes*.

L'hypermétropie est donc directement contraire à la myopie.

La presbytie est un vice d'un ordre différent, c'est une anoma-

lie de l'*accommodation* ; ce serait donc une véritable hérésie scientifique de l'opposer, comme on le faisait jadis, à la myopie, qui est
un défaut de la réfraction. D'ailleurs la myopie et la presbytie
coexistent parfois dans le même œil.

« Maintenant la science, renouant d'une manière inattendue la
chaîne des effets et des causes, a produit des résultats aussi utiles pour les malades qu'intéressants pour les physiologistes, en
montrant que ces anomalies entraînent fatalement d'autres désor-
dres. C'est ainsi que M. Donders a prouvé que le *strabisme* est le
plus souvent la conséquence de défauts de l'accommodation, tandis que M. de Græfe avait déjà fait voir que la myopie négligée et
devenue progressive peut causer des distensions et des déforma-
tions maladives du fond de l'œil (sclérectasie postérieure). »

Nous venons de voir que les anomalies de la vision constituent
deux groupes principaux, suivant qu'elles appartiennent à la réfraction (myopie, hypermétropie), ou à l'accommodation (presbytie,
paralysie, atonie et spasme du muscle ciliaire ; ajoutons que dans
le spasme du muscle ciliaire, les deux ordres d'affections se combinent ensemble, car ici l'accommodation n'est pas seule atteinte,
mais il existe encore un degré plus ou moins prononcé de myopie.
D'autres combinaisons analogues se rencontrent quelquefois ; c'est
ainsi que la presbytie coexiste dans certains cas avec la myopie
ou l'hypermétropie, etc.

Ce n'est pas tout ; la plupart des yeux présentent dans la courbure de leurs milieux réfringents des défauts qui, lorsqu'ils atteignent une intensité considérable, constituent une véritable infirmité. On a ainsi un nouveau trouble de la réfraction, que l'on
nomme *astigmatisme*. Ce sujet a, dans ces dernières années, attiré
d'une manière toute particulière l'attention des oculistes.

Toutes ces anomalies se corrigent aisément à l'aide de lunettes
bien choisies. Les pages suivantes ont pour but d'indiquer la manière de faire ce choix et de permettre au médecin de formuler
scientifiquement le numéro et le genre de verres qui conviennent
au myope, au presbyte, à l'astigmate, etc., qui étaient jusqu'ici
obligés de s'en rapporter au tâtonnement et aux essais plus ou
moins heureux de l'opticien.

Dr DARIN.

PRÉFACE DE L'AUTEUR

Je me suis efforcé, dans les pages suivantes, d'exposer au lecteur, sous une forme facile et pratique, les théories modernes des affections de l'accommodation et de la réfraction de l'œil, de façon à lui permettre d'embrasser à la fois les points les plus saillants et les plus importants des symptômes, du diagnostic et du traitement de ces anomalies. Abandonnant à dessein les calculs mathématiques, je me suis borné aux formules simples qui m'ont paru les plus utiles pour la pratique.

J'ai suivi principalement, dans l'exposé de ces affections, les vues de von Græfe et de Donders; c'est incontestablement aux admirables et importantes recherches de ces auteurs que nous devons en grande partie l'élucidation et le traitement scientifique de cette catégorie des maladies de l'appareil oculaire.

L'accueil favorable qu'ont reçu les premières éditions de cet ouvrage m'ont encouragé à augmenter beaucoup celle-ci, dans l'espérance d'en faire un résumé aussi complet que possible du groupe pathologique qui y est traité.

Les symboles suivants se rencontrent fréquemment dans le cours du volume : $\frac{1}{A}$ signifie la portée de l'accommodation ; r, le point éloigné de la vision distincte (*punctum remotissimum*); p, le point rapproché (*punctum proximum*); ∞ la distance infinie; ' le pied ; " le pouce; "' la ligne.

16, Saville Row, W.

Octobre 1873.

Nous croyons être utile au lecteur en lui annonçant qu'il peut se procurer les appareils décrits dans cet ouvrage (lunettes de tous genres, décentrées, orthoscopiques, pantoscopiques, périscopiques, prismatiques, etc. ; le cône de Steinheil ; les verres coquilles ; les boîtes de verres ; les optomètres de V. Græfe et de Javal; les ophthalmoscopes des divers auteurs ; les échelles de Jœger, de Snellen, de Giraud-Teulon, etc., etc., chez M. NACHET jeune, 4, rue du Bouloi, au premier, Paris.

INDEX ALPHABÉTIQUE

TABLE DES MATIÈRES

CHAPITRE PREMIER

ACCOMMODATION DE L'ŒIL.

CHAPITRE II

PORTÉE DE L'ACCOMMODATION.

CHAPITRE III

MYOPIE.

CHAPITRE IV

SCLÉRECTASIE POSTÉRIEURE.

CHAPITRE V

ASTHÉNOPIE MUSCULAIRE.

CHAPITRE VI

PRESBYTIE.

CHAPITRE VII

HYPERMÉTROPIE.

CHAPITRE VIII

ASTIGMATISME.

CHAPITRE IX

PARALYSIE, SPASME ET ATONIE DU MUSCLE CILIAIRE, ETC.

CHAPITRE X

LUNETTES, ETC.

DES VUES

LONGUES, COURTES ET FAIBLES

ET DE LEUR TRAITEMENT

PAR L'EMPLOI SCIENTIFIQUE DES LUNETTES

CHAPITRE PREMIER

ACCOMMODATION DE L'ŒIL.

Les anomalies de la réfraction et de l'accommodation de l'œil prennent de jour en jour plus d'importance et attirent de plus en plus l'attention de quelques-uns de nos ophthalmologistes les plus habiles et les plus instruits. On sait en effet aujourd'hui que certaines formes d'asthénopie et d'amblyopie, qui, jadis, bravaient toutes les médications, ne sont pas dues, comme on le supposait généralement, à de graves lésions des tuniques internes du globe oculaire, mais qu'elles dépendent en réalité de quelque anomalie de la réfraction de l'œil, ou d'une asymétrie particulière de l'organe (astigmatisme). Depuis la découverte de ces faits importants, on a vu céder au traitement un groupe considérable de cas ; cas qui autrefois faisaient le désespoir de l'oculiste et n'étaient que trop souvent jugés par lui incurables.

Qui de nous n'a été témoin maintes et maintes fois de l'anxiété de l'étudiant et de l'homme de lettres surmenés par le travail, ou de l'artisan, de la couturière, malheureux et usés par le chagrin ? Ils se plaignent de ce que leurs yeux, parfaitement sains en apparence, sont incapables de remplir longtemps leur tâche et se fatiguent bien vite à la suite d'un emploi continu à des objets rapprochés, comme dans l'exercice de la lecture, de la couture, de la gravure, d'où la nécessité d'une interruption de travail plus ou moins prolongée. Cette faiblesse de la vue plonge ces malades dans une inquiétude bien facile à comprendre, les rend particulièrement nerveux et les tourmente de l'idée qu'ils sont atteints de quelque affection grave et dangereuse ; ils redoutent sinon la cécité complète, au moins un grand affaiblissement de la vision. C'est principalement à Donders que nous devons l'importante découverte que cette affection importune (asthénopie) est due, dans la majorité des cas, à l'hypermétropie et qu'elle se guérit aisément par l'emploi de lunettes appropriées.

Plus on a progressé dans les recherches sur les affections de la réfraction et de l'accommodation, plus il est devenu évident qu'il est absolument nécessaire de les étudier avec attention et d'une manière complète, et de les traiter scientifiquement. Aussi ne saurais-je trop recommander à l'étudiant de se familiariser d'abord avec la partie théorique du sujet, puis de s'occuper du côté pratique ; ce n'est que par l'examen souvent répété d'un grand nombre de cas qu'il peut acquérir la facilité indispensable pour se rendre compte de la portée de l'accommodation, de l'état de la réfraction, et pour faire le choix des lunettes. A ceux qui seraient tentés de considérer ces sujets comme abstrus et difficiles, je dirais que les difficultés ne se trouvent qu'à la surface, et qu'avec un peu de persévérance et de pratique ils seront bien vite à même de surmonter les obstacles.

Le choix des lunettes a une grande importance, et je n'hésite point à dire que le procédé purement empirique et de tâtonnement, employé par la plupart des opticiens, n'a que trop souvent les plus funestes conséquences ; c'est ainsi que des yeux, qu'un traitement rationnel aurait conservés pendant des années, sont souvent compromis à jamais. C'est pourquoi je ne saurais trop insister auprès des médecins sur la nécessité non-seulement d'examiner l'état des yeux et de s'assurer de la nature de l'affection, mais de faire encore un pas de plus, et de déterminer avec précision le numéro de la lentille exigée. Dans ce but, il faut qu'ils aient en leur possession un casier de verres d'épreuve, contenant un assortiment complet de lentilles concaves et convexes , l'opticien ayant des verres de numéros correspondants. La distance focale du verre requis doit être écrite sur une feuille de papier de manière que le marchand soit obligé de donner au malade les lunettes prescrites. On prescrit bien des médicaments, ce que nous recommandons n'est pas autre chose. Grâce à ce procédé, on sera assuré que le malade aura des verres convenables et appropriés.

Avant d'entamer le sujet de la réfraction et de l'accommodation de l'œil, nous devons donner de très-brèves considérations sur les propriétés des lentilles optiques. Pour les lunettes, on n'emploie guère que les verres biconvexes et biconcaves, c'est donc à eux que nous bornerons notre description. Dans l'article consacré à l'astigmatisme, nous exposerons les propriétés des lentilles cylindriques.

La lentille biconvexe est formée par l'apposition de deux segments de sphères qui se coupent, les rayons de courbure des deux surfaces étant égaux. On donne souvent à ces lentilles la dénomination de *convergentes*, parce qu'elles jouissent de la propriété de faire converger, de rapprocher de l'axe les rayons de lumière qui les traversent. La ligne qui passe par les centres de courbure de la lentille (*fig.* 1, *c*) s'appelle l'*axe principal ;* or, tout rayon qui se confond avec cet axe (rayon axial) se propage en ligne droite et ne se dévie point.

(1) Supposons que des rayons parallèles (émanant d'un objet lumineux situé à une distance infinie)[1] tombent sur une lentille biconvexe, ils se transforment derrière la lentille en un faisceau convergent et vont concourir en un point, que l'on appelle le *foyer principal* (ou simplement le foyer) de la lentille. La distance de ce point au centre optique de la lentille (distance qui est égale au rayon de courbure de la

---

[1] Cette expression *distance infinie* devant nécessairement reparaître souvent dans cet ouvrage, il est bon d'en expliquer la signification dès le début. Un objet est pour nous à une distance finie tant que les rayons qui en émanent arrivent à l'œil dans une direction divergente. Il va sans dire que les rayons qui proviennent d'un objet même fort éloigné sont en réalité toujours divergents, mais cette divergence (dont l'étendue décroît naturellement à mesure que l'objet se recule) est déjà si légère quand la source lumineuse se trouve à la distance de 5 à 6 mètres, que les rayons qui en émanent tombent sur l'œil suivant une direction, à tous égards, parallèle. Nous considérons donc les rayons émis par un objet situé au delà de 18 pieds comme parallèles et comme émanant d'une source de lumière placée à une distance *infinie*. Les rayons provenant d'un objet plus rapproché divergent proportionnellement à la proximité de cet objet et sont considérés comme émanant d'une distance *finie*.

lentille) s'appelle la longueur focale de la lentille. Ainsi, soit l (*fig.* 1) une lentille biconvexe de 6 pouces de foyer, les rayons parallèles (rr) iront concourir en f, à 6 pouces en arrière de cette lentille.

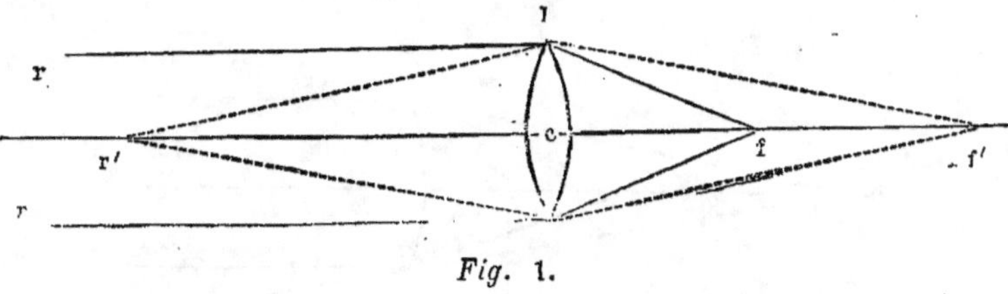

Fig. 1.

(2) Si la source lumineuse se rapproche de la lentille, en r', le faisceau qui tombe sur la lentille étant alors divergent, il en résulte que les rayons réfractés convergent moins rapidement et ne vont plus concourir au foyer principal (f) de la lentille, mais au delà en un point f' (foyer conjugué). (3) Lorsque l'objet radieux se trouve situé à une distance de la lentille égale au double de sa longueur focale, le point de concours des rayons est lui-même placé au delà de la lentille à une distance égale à deux fois la longueur focale, c'est-à-dire que l'objet et son foyer sont situés l'un et l'autre à la même distance de la lentille. (4) Si l'objet lumineux se rapprochant encore de la lentille vient à coïncider avec le foyer principal, c'est-à-dire se trouve à 6 pouces en avant de la lentille (*fig.* 2, f'), les rayons émergeront dans une direction parallèle à l'axe, rr. (5) L'objet lumineux avançant toujours, vient-il à passer en deçà du foyer principal (*fig.* 2, r'), la divergence du faisceau incident sera telle que la lentille, incapable de rendre les rayons même parallèles, les laissera émerger avec une certaine divergence, moindre toutefois que celle qu'ils avaient avant de pénétrer dans la lentille ;

prolongeons ces rayons émergents, ils viendront concourir au
point f'', situé plus loin de la lentille que la source lumineuse r'. Le foyer (f'') de ces rayons est donc virtuel, imaginaire, et situé du même côté de la lentille que l'objet. (6) Si

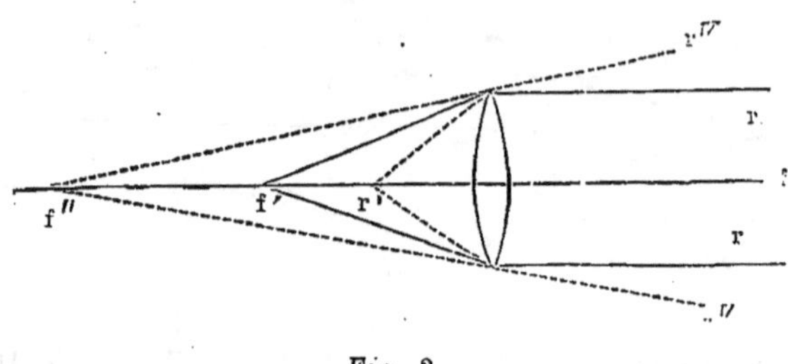

Fig. 2.

à l'aide d'une seconde lentille, on envoie sur la première un
faisceau convergent, ils iront concourir en un foyer situé de
l'autre côté de la lentille et plus rapproché que le foyer principal.

De ce qui précède il résulte que plus l'objet, qui envoie
des rayons divergents sur la lentille, s'éloigne de celle-ci,
plus le foyer de semblables rayons se rapproche du foyer
principal de la lentille; tandis que plus l'objet lumineux se
rapproche (à la condition qu'il ne dépasse pas le foyer principal), plus son foyer s'éloigne de la lentille. La corrélation
qui existe entre ces deux points (la position de l'objet et celle
de son foyer) leur a fait donner le nom de *foyers conjugués*.
La corrélation qui existe entre ces deux points est telle que
si la source radieuse passe de r' en f' (*fig.* 1), réciproquement
le foyer des rayons passe en r', point où l'objet lumineux
était auparavant situé, f' et r' sont donc des foyers conjugués.
De même si l'objet arrive en f, ses rayons sortiront de la
lentille en faisceau parallèle.

Nous n'avons parlé jusqu'ici que de la réfraction des
rayons qui sont parallèles à l'axe de la lentille et dont le foyer
est situé sur cet axe. Considérons maintenant le foyer de
rayons dont les axes passent par le centre de la lentille, mais
ne coïncident plus avec l'axe principal et ne lui sont pas parallèles. C'est ce que l'on nomme des axes secondaires. Mais
il ne faut pas que l'inclinaison de ces axes sur l'axe principal
soit trop considérable, autrement le point de concours des
rayons réfractés ne se ferait plus en un foyer exact, par suite
d'une aberration de sphéricité exagérée. Ainsi, dans la fi-

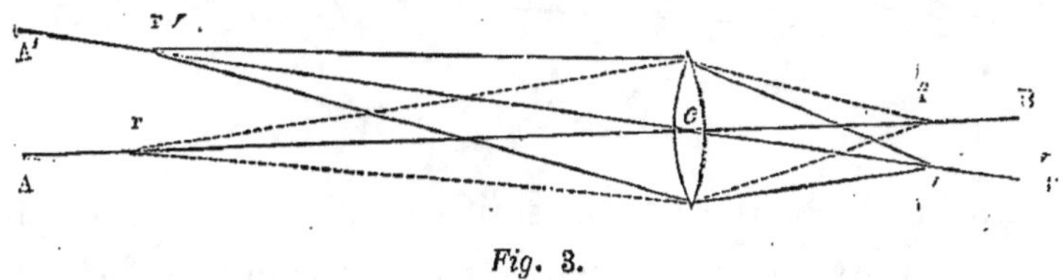

Fig. 3.

gure 3, soit AB l'axe principal d'une lentille, r un point
radieux situé sur cet axe et f le foyer où les rayons vont se
rencontrer. Soit r' une autre source lumineuse située à la
même distance de la lentille que r, mais en dehors de l'axe
principal ; l'axe secondaire A'B' passera directement à travers le centre de la lentille sans subir de déviation, et les
rayons émanés de r' viendront concourir au foyer f' situé sur
l'axe secondaire A'B', à la même distance au delà de la lentille que f. De même que f est le foyer conjugué de r, de
même f' sera le foyer conjugué de r'.

Nous voici à même de comprendre la manière dont une
lentille biconvexe forme l'image de tout objet lumineux
situé en avant d'elle. Soit ABC (*fig.* 4) un objet situé en avant
de la lentille. Les rayons partis du point A vont converger

en *a*, sur l'axe secondaire mené du point A à travers le centre (*c*) de la lentille ; *a* est donc l'image de A ; de la même manière *c* est l'image de C, en outre les rayons réunis par le point B, situé sur l'axe principal concourent en *b*, placé également sur cet axe, aussi *b* est-il l'image de B. Il se

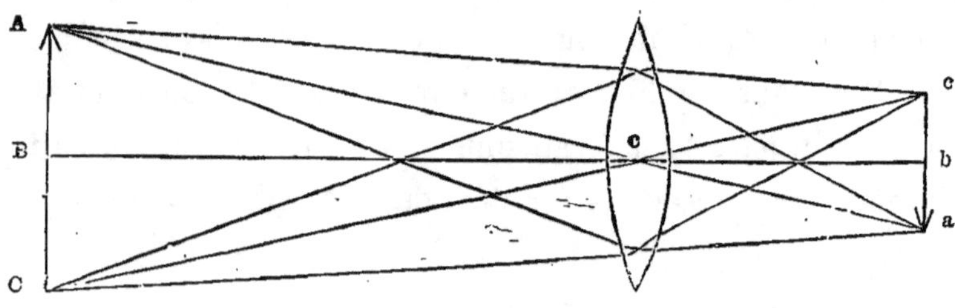

Fig. 4.

forme donc en arrière de la lentille une image de ABC, plus petite et renversée *abc*. Les rayons qui passent par le centre (*c*) de la lentille ne se dévient point; et *a*, *b*, *c*, sont les foyers conjugués de A, B, C. Les distances *c*B et *cb* sont également conjuguées, car si l'on plaçait l'objet en *abc*, son image renversée et agrandie se formerait en ABC.

Quant aux dimensions de l'image formée par la lentille, elles dépendent de la distance à laquelle l'objet est situé. (1) Supposons-le placé à une distance infinie, nous aurons, en arrière de la lentille, au foyer principal, une image très-petite et renversée. (2) L'objet se rapprochant de manière à arriver à une distance de la lentille double de sa longueur focale, l'image se fera en arrière de la lentille, à une distance également double de la longueur focale, et ses dimensions seront les mêmes que celles de l'objet. (3) L'objet s'avance-t-il encore, sans cependant arriver au foyer anté-

rieur, l'image s'éloignera de nouveau de la lentille, elle
sera toujours renversée mais plus grande que l'objet. (4) S'il
est placé au foyer antérieur, les rayons émergeant de la lentille en faisceau parallèle, l'image sera à l'infini et n'existera
plus. (5) Enfin supposons l'objet placé entre le foyer principal et la lentille, les rayons réfractés émergeant dans des
directions divergentes, la lentille agira comme un verre
amplifiant et l'image ne sera pas renversée, ni située en
arrière de la lentille, mais elle sera droite, très-agrandie et
située en avant de la lentille, c'est-à-dire du même côté que
l'objet. La figure 5 va nous donner l'explication de ce phé-

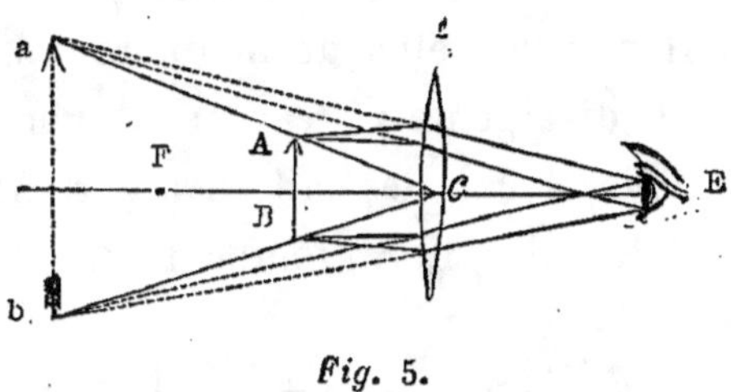

Fig. 5.

nomène. Soit AB un objet situé plus près de la lentille *l* que
son foyer antérieur F, les rayons émanés du point A diver-
geront encore au sortir de la lentille et arriveront à l'œil
comme s'ils étaient partis de *a;* par la même raison, l'œil
voit en *b* l'image du point B. En regardant de l'autre côté
de la lentille, en E, nous verrons donc non pas l'objet AB,
mais son image droite et amplifiée, *ab*.

Ce pouvoir amplifiant de la lentille sera d'autant plus
grand que sa longueur focale sera plus courte, ainsi une
lentille de 4 pouces grandit plus les objets qu'une de 5, et
celle-ci plus qu'une de 6 pouces. Aussi pour donner le pouvoir amplifiant exact et indiquer immédiatement qu'une

lentille de 6 pouces amplifie moins qu'une de 5, l'on désigne la puissance des lentilles par des fractions, dont les numérateurs sont l'unité et dont les dénominateurs représentent la longueur focale de la lentille : 1/4 est plus fort que 1/5, la dernière fraction étant inférieure à la première. En outre, cette manière d'exprimer la force de la lentille n'est pas moins exacte pour en indiquer le pouvoir de réfraction, car une lentille de 1/5 dévie les rayons qui tombent sur elle plus que ne le ferait une lentille de 1/10.

Si des rayons parallèles tombent sur une lentille biconvexe, ils vont se rencontrer en un foyer réel en arrière de la lentille. Il n'en est plus de même avec une lentille biconcave ou « divergente », car celle-ci n'unit point les rayons parallèles, mais les fait diverger. Ainsi (1), si des rayons parallèles (*fig.* 6, *rr*) tombent sur une lentille con-

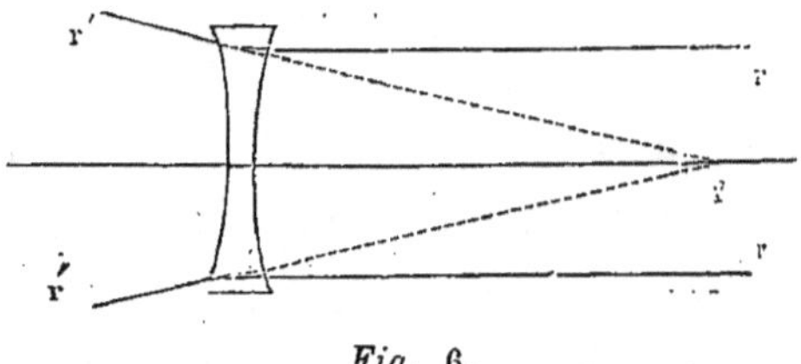

Fig. 6.

cave, ils se dévieront deux fois dans le même sens pour s'écarter de l'axe et donner naissance au faisceau divergent *r'r'*. Or, l'œil qui reçoit ce faisceau en est impressionné comme si l'objet lumineux était en *f ;* par suite ce point *f* prend le nom de foyer virtuel négatif de la lentille ; il est imaginaire et est situé du même côté que l'objet. Pour les rayons parallèles, la distance de ce point de la lentille

donne la distance focale de la lentille. Ainsi une lentille
concave de 10 pouces de foyer donne aux rayons parallèles
la même divergence que s'ils provenaient de la distance de
10 pouces en avant de la lentille. (2) Lorsque l'objet se rapproche, de manière à émettre des rayons divergents, le faisceau deviendra encore plus divergent sous l'action de la
lentille, et son foyer se trouvera plus rapproché de la lentille
que ne l'est son foyer principal imaginaire.

Il nous faut maintenant considérer par quel mécanisme
l'œil reçoit sur la rétine une image pure et nettement définie d'un objet placé en avant de lui.

On peut assimiler l'œil à une chambre obscure, sur l'é-
cran (rétine) de laquelle se forme une image amoindrie et
renversée de l'objet. L'impression de l'objet se formera sur
la couche des bâtonnets (cônes et bâtonnets) de la rétine;
pour, de là, être transmise au cerveau par l'intermédiaire du
nerf optique et se réfléchir en partie de manière à revenir
au dehors, dans une direction renversée. La partie la plus
sensible de la rétine se trouve à la tache jaune; aussi ce
point se dirige-t-il toujours vers l'objet que nous voulons
regarder. La sensibilité de la rétine, qui diminue rapidement
de la tache jaune à la périphérie, est excitée non-seulement
par les ondulations des rayons lumineux, mais encore par
des moyens mécaniques. La première excitation se produit
chaque fois que des rayons émanant d'une source lumineuse
viennent frapper la rétine; un procédé mécanique propre à
mettre en jeu la sensibilité de la rétine consiste à comprimer
légèrement le globe de l'œil avec le bout du doigt; on fera
apparaître ainsi des anneaux lumineux (phosphènes), qui se

dessineront sur un point directement opposé à celui de la pression. Ainsi la compression du côté externe de l'œil donnera lieu à l'apparition d'un phosphène au côté nasal, et *vice versâ.*

Le pouvoir de réfraction de l'œil normal, emmétrope, est tel que les rayons qui émanent d'un objet éloigné et tombent sur la cornée en un faisceau parallèle, vont concourir en un foyer exact sur la rétine, et que l'œil reçoit de cet objet une image distincte. Le système dioptrique de l'œil qui produit cette réfraction des rayons lumineux consiste en certains milieux qui, pris dans leur ensemble, agissent à la façon d'une lentille biconvexe. Ces milieux réfringents sont la cornée, l'humeur aqueuse, le cristallin et l'humeur vitrée. En raison de la faible épaisseur de la cornée, du parallélisme de ses deux faces, et par suite de ce fait que l'indice de réfraction de cette membrane et celui de l'humeur aqueuse sont à peu près égaux, il est permis de considérer ces deux substances comme ne formant qu'une seule surface réfringente. L'indice de réfraction de l'humeur vitrée ne diffère pas non plus sensiblement de celui de l'humeur aqueuse. Mais la réfraction de la cornée, jointe à celle des humeurs aqueuse et vitrée, ne saurait suffire à faire concourir des rayons parallèles en un foyer unique sur la rétine, dans un œil emmétrope ; avec ces seuls milieux le foyer se trouverait a une distance considérable en arrière de la rétine, il est donc nécessaire que le cristallin donne aux rayons une convergence suffisante. L'axe du système dioptrique s'appelle *l'axe optique;* son extrémité antérieure correspond au centre ou sommet de la cornée, et son extrémité postérieure répond à un point situé entre la tache jaune et l'entrée du nerf op-

tique. Sous le nom de *ligne visuelle* on entend la ligne droite
menée de l'objet à son image formée sur la tache jaune (et
assujettie à passer par le point (nodal) qui représente le
centre optique de l'appareil oculaire). On supposait autrefois
que l'axe optique et la ligne visuelle étaient identiques, mais
il n'en est point ainsi, car, suivant Helmholtz [1], la direction
de la ligne visuelle est telle que son extrémité extérieure est
un peu supérieure et interne par rapport à l'axe optique,
d'où il suit que son extrémité postérieure arrive sur la rétine
en un point un peu externe et inférieur à l'égard de l'axe.
On verra l'importance pratique de ce fait dans la question
du strabisme apparent et du strabisme réel.

Maintenant si nous appliquons à l'œil les principes posés
plus haut à propos des propriétés des lentilles biconvexes, il
nous sera facile de comprendre le mode de production sur la

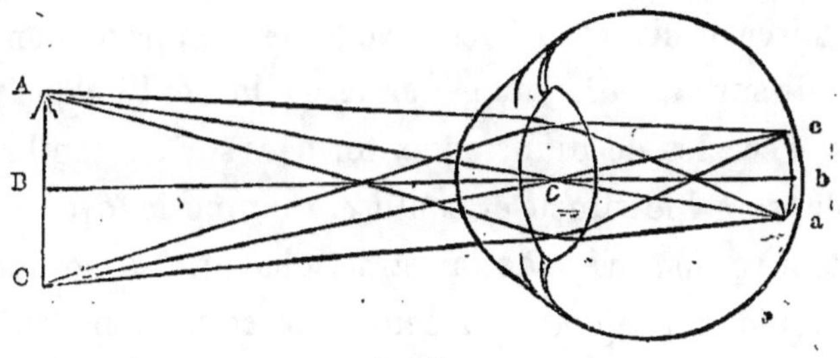

Fig. 7.

rétine de l'image renversée d'un objet. Soit ABC (*fig.* 7) un
objet placé à la distance convenable de l'œil, son image distincte et renversée *abc* ira se former sur la rétine. B*b* représente le rayon axial allant de l'objet à la rétine en passant
par le point nodal (*c*). Par ce point nodal menons une ligne

1 Helmholtz's Physiologische Optik, p. 70.

droite A*a*. C'est un axe optique secondaire ; or tous les rayons émanés du point A iront concourir sur la rétine en *a*. La ligne droite C*c* passant également par le point nodal représente un autre axe optique secondaire et tous les rayons venant de C auront leur point de concours sur la rétine en *c*. De sorte qu'il se peindra au fond de l'œil un image *abc* amoindrie et renversée de ABC.

Mais les rayons émis par l'objet peuvent ou non se réunir sur la rétine en un foyer capable de donner une image nettement définie, c'est une question qui dépend de la situation de l'objet et de la distance pour laquelle le système dioptrique de l'œil se trouve accommodé. Les mêmes principes que nous avons posés à l'égard d'une lentille biconvexe trouvent ici leur application. Ainsi, l'œil est-il adapté pour les rayons parallèles, ceux-ci viendront concourir en un foyer sur la rétine. Mais l'objet, en se rapprochant de l'œil, émettra un faisceau divergent, les rayons ne viendront donc plus se réunir sur la rétine, mais derrière elle ; et l'image, par suite des « cercles de diffusions » formées sur la membrane sensible, sera indistincte et confuse. Comme le foyer des rayons se trouve en arrière de la rétine, chacun des points radieux de l'objet n'est plus représenté sur cette membrane par un point, mais par un cercle (la section de chaque pinceau conique de rayons), et ce sont ces surfaces circulaires qui, en se recouvrant dans une plus ou moins grande partie de leur étendue, font perdre à l'image sa netteté. On donne à ces surfaces le nom de cercles de diffusion ; ils prennent la forme de la pupille, et par conséquent leur étendue diminue avec celle de la pupille, et *vice versâ*.

Pour calculer plus exactement le passage des rayons de

lumière dans l'œil, Listing a construit un œil diagrammatique (*fig.* 8) ayant 6 points cardinaux correspondant à ceux
de lentilles optiques et situés sur l'axe optique : (1) Le foyer F
(*fig.* 8) situé sur la rétine, point de concours des rayons qui
tomberaient parallèlement sur la cornée. (2) Le foyer anté-

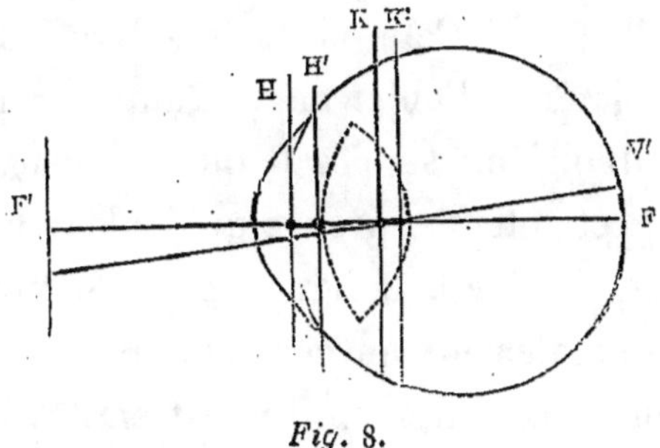

Fig. 8.

rieur F′, point de concours des rayons provenant de la rétine et qui traversent l'humeur vitrée dans une direction parallèle. (3) Les deux « points principaux » HH′ situés sur l'axe
optique, dans la chambre antérieure, près de la face postérieure de la cornée (dans la figure 8, ces deux points sont
un peu trop éloignés de la cornée). (4) Les deux points nodaux KK′ où viennent se couper les lignes de direction et qui
sont situés près de la face postérieure du cristallin.

La distance extrêmement petite (moins de 1/4 de milli-
mètre) qui se trouve entre les deux points principaux, comme
entre les deux points nodaux, permet de simplifier cet œil
diagrammatique, et de réduire ces quatre points cardinaux
à deux, savoir : un point principal situé dans la chambre antérieure, et un point nodal, situé un peu en avant de la surface postérieure du cristallin. Les deux points focaux ne chan-
gent pas. Pour la méthode de calcul appliquée à la marche

des rayons lumineux, suivant les points cardinaux, je dois renvoyer le lecteur à l'*Optique physiologique* de Hemlholtz et à l'ouvrage de Donders sur les *Anomalies de la réfraction et de l'accommodation.*

Un coup d'œil jeté sur la figure 8 suffira à expliquer encore les positions relatives de l'axe optique (FF') et de la ligne visuelle (VV'). Celle-ci est une ligne imaginaire tirée de la tache jaune à l'objet en passant par le point nodal. Avant Hemlholtz on supposait que ces deux lignes étaient identiques ; cet auteur a prouvé qu'il n'en était point ainsi, et qu'en avant de l'œil, la ligne visuelle se trouve un peu en dedans et généralement un peu au-dessus de l'axe optique, ce qui amène nécessairement son extrémité postérieure (rétinienne) un peu en dehors et légèrement au-dessous de l'axe optique. Ainsi dans la figure 8 (qui représente une section horizontale de l'œil diagrammatique, le côté supérieur de la figure représentant le côté temporal, et l'inférieur le côté nasal) VV' est la ligne visuelle et FF' l'axe optique. A la cornée, la première est interne relativement à l'axe optique, à la rétine elle lui est externe. Ces deux lignes s'entrecoupent au point nodal K.

Dans l'œil normal ou emmétrope la ligne visuelle tombe sur la cornée légèrement en dedans de l'axe optique, formant avec lui un angle d'environ 5°. Mais Donders a montré que dans l'œil hypermétrope cet angle s'exagère et va jusqu'à 8 ou 9° ; tandis que dans la myopie la ligne visuelle peut correspondre avec l'axe optique ou même lui être externe. Ces différences de relation entre l'axe optique et la ligne visuelle donnent souvent lieu à un strabisme apparent.

Angle visuel. — Les dimensions apparentes des corps dé-

pendent de l'étendue de leur image rétinienne. Si, par
exemple, l'œil est adapté pour l'objet AB (*fig*. 9), les lignes
AA' et BB' qui partent des extrémités de l'objet pour s'entrecroiser au point nodal K, formeront l'angle visuel, sous le-

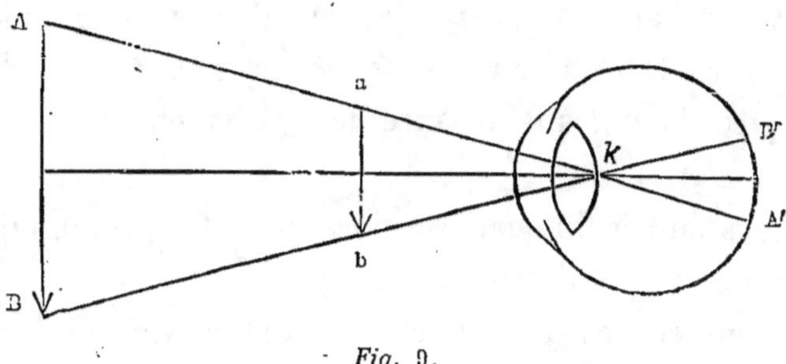

Fig. 9.

quel l'objet est vu, et cet angle égalera l'angle A' K B'.
L'angle visuel est en rapport direct avec les dimensions de
l'objet, plus celui-ci est grand, plus sera grand l'angle visuel et par conséquent l'image, et *vice versâ*. Ce n'est pas
tout, l'angle visuel augmentera encore en raison de la proximité de l'objet et diminuera à mesure que celui-ci s'éloigne
de l'œil. Mais si la grandeur de l'objet augmente proportionnellement à sa distance, on le verra sous le même angle visuel. Ainsi AB (*fig*. 9) et *ab* sont vus sous le même angle visuel, bien que le premier soit beaucoup plus loin de l'œil
que *ab*. Il est aisé de comprendre d'après ce fait qu'un malade peut très-bien être affecté d'un certain degré d'amblyopie, tout en étant capable de lire les plus petits caractères
d'imprimerie. Pour trancher la question, il faut toujours
prendre en considération la distance à laquelle la lecture est
possible, ainsi que l'état de la réfraction et de l'accommodation.

L'angle visuel le plus petit sous lequel on peut voir un objet distinctement est un angle de 5'. Aussi l'a-t-on pris comme étalon pour déterminer l'acuité de la vision ; les caractères d'épreuve de Snellen et de Giraud Teulon ont été imaginés sur ce principe, le numéro de chacun d'eux indiquant la distance en pieds à laquelle il est vu sous un angle de 5'. Ainsi le n° 1 se voit sous un angle de 5' à la distance de 1 pied, le n° 2 à la distance de 2 pieds, etc.

Il nous faut maintenant considérer de plus près le sujet de la réfraction et de l'accommodation.

Le commençant éprouve souvent une certaine difficulté à saisir la différence de signification des termes « réfraction » et « accommodation » ; aussi ne comprend-il pas d'une manière claire la distinction qui existe entre les anomalies de la réfraction et les défauts de l'accommodation. Le premier groupe embrasse l'hypermétropie, la myopie et l'astigmatisme, affections dans lesquelles la puissance réfringente de l'œil est altérée, tandis que son pouvoir d'accommodation, dans les cas simples, reste intact. Parmi les troubles de l'accommodation, il faut ranger la presbytie, la paralysie, l'atonie et le spasme du muscle ciliaire. Dans la presbytie et la paralysie du muscle ciliaire, la faculté d'accommodation est altérée, mais l'état de la réfraction ne souffre pas ; tandis que dans le spasme du muscle ciliaire l'accommodation n'est pas seule affectée, mais il existe encore un degré plus ou moins prononcé de myopie.

On désigne sous le nom « d'accommodation » la faculté que possède tout œil normal de s'adapter d'une manière pour ainsi dire imperceptible et inconsciente aux différentes distances. Nous pouvons ainsi passer tour à tour de la vision nette d'un objet situé à quelques pouces de l'œil, à celle d'un objet très-éloigné, ou embrasser du regard la vaste étendue d'une perspective de plusieurs lieues.

Dans l'œil normal, l'appareil accommodatif est si magnifiquement équilibré dans son ensemble, ses fonctions s'accomplissent avec tant d'aisance et d'exactitude que, bien que l'accommodation soit en réalité un acte volontaire, nous l'exécutons depuis la première enfance à notre insu et sans en avoir conscience. Comment dès lors s'étonner que cette faculté d'adaptation de l'œil aux différentes distances ait fait l'objet de l'étude favorite de quelques-uns des physiologistes et des philosophes naturalistes les plus éminents.

Le fait suivant va démontrer immédiatement la nécessité absolue d'un pouvoir de ce genre, un coup d'œil jeté sur la figure 10 suffira pour comprendre ce que nous allons dire.

Admettons que l'œil normal, en état de repos, soit adapté pour la vision d'objets situés à une distance infinie (et dont les rayons peuvent être considérés comme parallèles) ; c'est-à-dire que les rayons émis par un objet ainsi placé viennent se réunir sur la rétine en un foyer unique, sans aucun effort d'accommodation. Or, que l'objet se rapproche considérablement, les rayons qui en émanent deviendront divergents, et leur point de concours ne se trouvera plus sur la rétine, mais au delà, si l'œil ne subit pas quelque modification qui, en augmentant sa puissance réfringente, réunira ces rayons divergents sur la rétine.

La figure ci-jointe va nous donner l'explication de ce fait : elle représente un œil normal à l'état de repos, de telle sorte que des rayons parallèles (*a*) émanant d'un objet situé à une

distance infinie (à 18 pieds de l'œil ou davantage) viennent concourir en un foyer unique sur la rétine (*b*) sans le
moindre effort d'accommodation. Supposons maintenant que
l'objet vienne graduellement beaucoup plus près de l'œil,
en *c*, c'est-à-dire à 12 pouces de l'organe, les rayons prenant
une grande divergence, vont se réunir en un foyer derrière
la rétine, en *d*, si l'œil ne s'adapte pas à leur direction et ne
subit pas quelque modification de forme (s'allongeant d'une

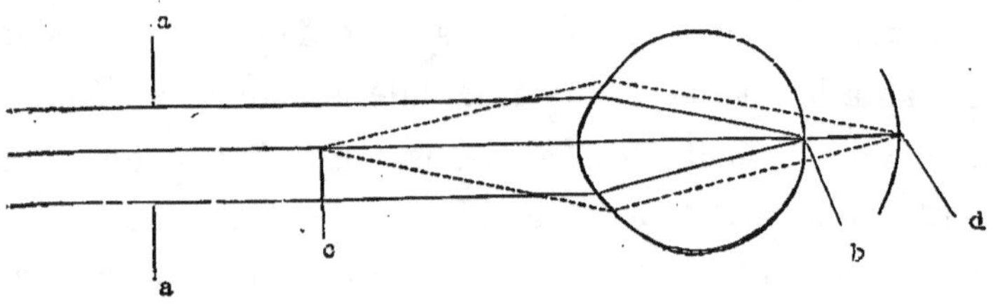

Fig. 10.

étendue proportionnelle) ou si son pouvoir de réfraction n'est
pas augmenté par quelque changement dans son appareil accommodatif, de manière à faire concourir les rayons sur la
rétine. Dans le cas où cela n'aurait pas lieu et où les rayons
s'uniraient en arrière de la rétine, il se formerait sur cette
membrane des cercles de diffusion, et l'objet paraîtrait indistinct et confus. Si la faculté d'accommodation de l'œil
était paralysée, les rayons émis par l'objet *c*, à 12 pouces de
l'œil, seraient réunis en un foyer sur la rétine à l'aide d'une
lentille biconvexe de 12 pouces de foyer ; en effet, cette lentille, rendant les rayons parallèles, donnerait à l'œil la possibilité de les réunir sur la rétine.

Il est indispensable d'établir soigneusement la différence
de signification des termes réfraction et accommodation, car

ces mots représentent deux choses complétement différentes.

Sous le nom de réfraction, on désigne le pouvoir passif que possède tout œil, en état de repos, c'est-à-dire adapté pour son point éloigné, de réunir certains rayons en un foyer, sur la rétine, sans le moindre effort actif ou participation de l'appareil musculaire de l'accommodation. Ce pouvoir de réfraction tient à la forme de l'œil et à ses différents milieux réfringents.

Nous venons de voir (*fig.* 10) que l'état de réfraction de l'œil normal est tel que, dans l'état de repos de l'organe, les rayons parallèles viennent concourir sur la rétine en un foyer unique, sans aucun effort de l'accommodation. Son point le plus éloigné de vision distincte se trouve à une distance infinie. Donders donne à cette condition le nom d'*Emmétropie.*

« La réfraction des milieux de l'œil en état de repos, dit-il [1], ne peut être appelée normale relativement à la situation de la rétine, que lorsque des rayons incidents parallèles vont concourir sur la couche des cônes et des bâtonnets. Cette condition existe-t-elle, la limite de la vision se trouve précisément à la mesure normale ; alors existe l'état d'emmétropie (de ἔμμετρος, *modum tenens*, proportionné, et ὄψ, œil). Nous appelons un œil ainsi conditionné emmétrope.

« Ce nom exprime parfaitement ce que nous voulons dire. Il faut un autre mot que le terme normal, car l'œil peut très-facilement être anormal ou morbide, tout en étant emmétrope. L'expression d'*œil normalement construit* ne serait pas non plus parfaitement correcte, car la structure d'un œil emmétrope peut, sous bien des rapports, être anormale et

[1] Donders, *Des anomalies de la réfraction et de l'accommodation de l'œil.*

l'emmétropie peut exister avec des structures différentes. C'est pourquoi, seul, le mot emmétropie nous paraît exprimer la condition en question avec précision et exactitude. »

L'état de la réfraction peut dévier de l'état d'emmétropie de deux manières différentes.

1. Le foyer principal de l'œil, adapté pour son point éloigné, se trouve en avant de la rétine (myopie).

2. Le foyer principal est en arrière de la rétine (hypermétropie).

Dans l'œil myope, les rayons parallèles ne s'unissent pas sur la rétine, mais en avant d'elle, quand l'œil est dans un état de repos. De fait, le globe de l'œil est trop long, ou ses milieux réfringents ont trop de puissance, de telle manière que, quand l'œil est adapté pour son point éloigné, il n'y a que les rayons qui, venant d'une distance finie, et tombant sur l'œil dans une direction suffisamment divergente, aillent concourir sur la rétine.

La figure 11 représente un œil myope, dans lequel des

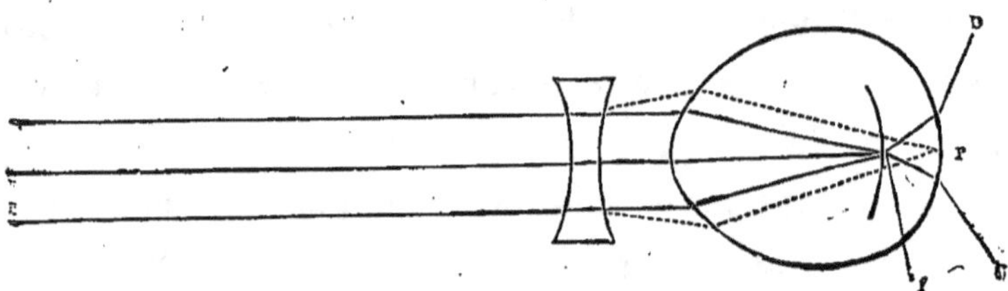

Fig. 11.

rayons parallèles vont concourir non sur la rétine (r), mais en avant de cette membrane (f); des cercles de diffusion (bb) se forment sur la rétine, et, par suite, l'objet apparaît indistinct et confus. Pour rendre l'œil myope capable de voir net-

tement les objets éloignés (dont les rayons arrivent à l'œil
en faisceau parallèle), il faut placer devant lui cette lentille
biconcave; elle donnera aux rayons parallèles une divergence
qui leur permettra de se réunir sur la rétine.

Par contre, dans l'hypermétropie le pouvoir réfringent de
l'œil est trop faible, ou bien l'axe antéro-postérieur du globe
oculaire est trop court, si bien que, lorsque l'œil est dans
l'état de repos, les rayons parallèles n'ont pas leur point de
concours sur la rétine, mais au delà, et que ce sont seulement des rayons convergents qui ont leur foyer sur cette
membrane.

La figure 12 représente un œil hypermétrope, dans le-

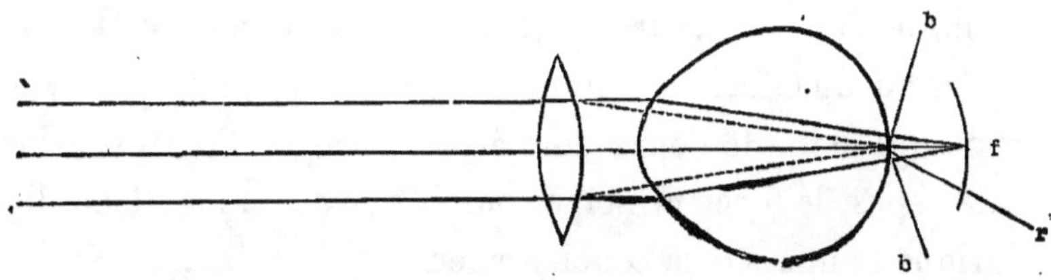

Fig. 12.

quel, soit par suite d'un manque de longueur de l'axe antéro-postérieur, soit parce que le pouvoir de réfraction est
trop faible, les rayons parallèles sont amenés à concourir,
non sur la rétine (*r*), mais en arrière d'elle, en *f;* des cercles
de diffusion (*bb*) se forment sur le fond de l'œil, et l'objet
apparaît indistinct. Pour remédier à cet inconvénient, l'œil
subit un changement dans son accommodation, de manière
à augmenter son pouvoir réfringent dans une mesure capable d'unir les rayons parallèles en *r*. Moins l'œil hypermétrope a de puissance réfringente, plus considérable doit

être cet effort d'accommodation, et il doit s'accroître naturellement, en proportion avec le rapprochement de l'objet du globe oculaire. En plaçant au devant de l'œil une lentille convexe appropriée, les rayons parallèles prennent une convergence qui leur permet de se réunir sur la rétine (*r*), sans aucun effort d'accommodation ; il faut mettre l'œil hypermétrope dans la même condition que l'œil emmétrope, sur la rétine duquel les rayons parallèles font leur foyer sans le moindre effort d'adaptation.

La comparaison de ces trois figures permettra au lecteur de voir d'un coup d'œil la différence qui existe entre les yeux emmétrope, myope et hypermétrope.

Dans l'œil *emmétrope*, les rayons émanés d'une distance infinie s'unissent sur la couche des bâtonnets de la rétine, sans aucun effort d'accommodation. La limite se trouve à la mesure, de là le nom d'emmétropie. Quand l'œil est à l'état de repos, le foyer principal postérieur de son système dioptrique tombe sur la couche externe de la rétine.

Dans l'état de repos, l'œil myope n'est pas adapté pour les rayons parallèles, mais pour des rayons plus ou moins divergents, aussi les rayons parallèles viennent-ils concourir en *avant* de la rétine. Par conséquent le foyer principal postérieur se trouve en deçà de cette membrane ; la limite la plus éloignée est en deçà de la mesure normale ; la mesure est trop courte, d'où le nom de brachymétropie (βραχὺς court, μέτρον mesure, ὤψ œil) proposé par Donders. Cet auteur juge cependant préférable de conserver le nom ancien de myopie.

L'œil *hypermétrope*, dans l'état de repos, est au contraire adapté pour des rayons convergents, les rayons parallèles allant concourir en arrière de la rétine. Le foyer principal postérieur se trouve au delà de la couche des bâtonnets de la rétine ; sa limite est *au delà* de la mesure, d'où le nom d'hypermétropie (ὑπέρ au delà, μέτρον mesure, ὄψ œil).

Pour exprimer que l'œil n'est pas emmétrope, Donders propose le terme amétropie (ἄμετρος, *extra modum*, sans mesure, et ὄψ œil) ; et il observe que la brachymétropie et l'hypermétropie sont deux anomalies qui peuvent se rapporter à l'amétropie. On supposait jadis que la presbytie et la myopie représentaient des conditions opposées. Mais c'est une erreur. Dans la myopie, il y a une position anormale du point éloigné, tandis que dans la presbytie la position du point éloigné est normale, c'est celle du point rapproché qui, étant plus éloignée de l'œil, se trouve modifiée. La vérité est que les deux conditions peuvent coexister. La presbytie ne constitue donc pas une anomalie de la réfraction, mais une diminution de l'amplitude de l'acommodation.

Le mécanisme de l'accommodation de l'œil a donné lieu pendant longtemps aux débats les plus vifs, et a fait naître de nombreuses théories pour son explication. Certains auteurs ont supposé que la cornée subit une certaine variation, pendant l'adaptation de l'organe pour les objets rapprochés, variation qui augmenterait le pouvoir réfringent de l'œil et le mettrait dans l'état qu'exige l'action de lire, d'écrire, etc. ; mais, en dehors des autres raisons qui militent contre cette théorie, Helmholtz a démontré à l'aide de son ophthalmomètre, qu'il ne se fait aucun changement de courbure de la cornée durant l'accommodation.

D'autres ont admis que les muscles du globe oculaire jouent un rôle important, de concert avec le muscle ciliaire pour l'adaptation de l'œil aux objets rapprochés. Mais l'erreur de cette opinion a été démontrée d'une manière incontestable par une observation de Von Græfe, dans laquelle les muscles droits et obliques étaient paralysés dans les deux yeux, de manière à rendre les globes oculaires complétement immobiles, bien que la netteté d'accommodation fût parfaite.

Avec le temps, cependant, il a été établi d'une manière rigoureuse, grâce surtout aux expériences de Cramer et de Hemlholtz (poursuivies par ces auteurs à l'insu l'un de l'autre) que les changements nécessaires de la réfraction de l'œil pendant l'accommodation sont dus à une déformation de la lentille cristallinienne. A l'aide de son ophthalmomètre, Helmlhotz a trouvé que le cristallin ne se déplace pas pendant l'accommodation pour les objets rapprochés, mais que l'adaptation se produit par suite d'un changement de courbure des faces antérieure et postérieure de la lentille qui deviennent plus convexes (l'épaisseur du cristallin lui-même s'accroissant ainsi d'avant en arrière) de telle sorte que la lentille acquière une plus grande puissance de réfraction et par conséquent une distance focale moindre ; il en résulte que les rayons provenant d'objets même très-rapprochés vont concourir sur la rétine.

Hemlholtz résume ainsi les résultats de ses expériences :

« Les changements que l'ophthalmomètre m'a permis de constater dans l'œil pendant son accommodation pour les objets rapprochés, sont les suivants :

« 1° La pupille se rétrécit ; 2° le bord pupillaire de l'iris se porte en avant ; 3° sa partie périphérique se déprime en arrière ; 4° la face antérieure du cristallin devient plus convexe et la partie centrale de cette face se porte en avant ; 5° la face postérieure devient également un peu plus convexe et ne subit pas de déplacement sensible. La lentille devient donc plus épaisse à son centre [1]. »

« Et, ajoute Hemlholtz, comme le volume du cristallin doit être constant, nous pouvons en conclure que le diamètre transversal de la lentille doit se raccourcir. » D'après les calculs de cet auteur, les changements du cristallin suffisent très-bien pour rendre compte de la vision à toutes les distances [2].

[1] Le professeur Becker a trouvé que dans les yeux d'albinos l'espace qui sépare les procès ciliaires du bord du cristallin s'accroît pendant l'accommodation pour les objets rapprochés. Il croit probable que le volume des procès ciliaires varie dans les différentes conditions de l'accommodation, et cette variation tiendrait, suivant lui, à la différence dans la quantité de sang que recevrait l'iris dans l'état de dilatation et de contraction de la pupille.

Coccius a fait des expériences et des observations nombreuses sur la faculté de l'accommodation, en examinant dans ce but les yeux de personnes ayant subi l'opération de l'iridectomie. Il a observé que les procès ciliaires se portent en avant et se gonflent dans une certaine mesure, durant l'accommodation pour les objets rapprochés ; il les a vus se rétracter d'une façon remarquable après l'instillation d'atropine, tandis qu'à la suite de l'emploi de la fève de Calabar ils se portent en avant (voyez son *Mechanismus der Accommodation des Menschlichen Auges*, Leipzig, 1868). Dans les expériences faites sur des chiens par Hensen et Völckers pour surprendre le mécanisme de l'accommodation, ces auteurs remarquèrent que durant l'action du muscle ciliaire la choroïde et la rétine se déplacent en avant. Ce fait expliquerait l'apparition des phosphènes accommodatifs de Czermak, et de plus il a, comme l'observent les auteurs, un grand intérêt pratique et une importance considérable dans les maladies de ces tissus. En effet, s'il est vrai, ce n'est pas chose indifférente dans les affections de la choroïde et de la rétine que les malades mettent en œuvre leur faculté d'accommodation ou la laissent inactive, et l'effet utile de l'atropine dans les cas de ce genre pourrait probablement tenir à son action paralysante sur la force accommodatrice, action qui préviendrait ainsi le mouvement de ces membranes. En somme, les expériences de Hensen et Völckers les amènent à accepter la théorie de Helmholz sur l'accommodation. (*Hensen und Völckers, Experimental-Untersuchung über den Mechanismus der Accommodation*. Kiel, 1868.)

[2] L'ophthalmomètre a permis de montrer que la position et les dimensions des images fournies par la réflexion d'une bougie sur la cornée et sur les faces an-

La figure 13 montre les changements que subit l'œil pendant l'accommodation. La portion antérieure de l'œil est divisée en deux parties égales. La moitié F montre la position des parties dans la vision des objets éloignés, l'autre, N, les représente au moment où l'œil est accommodé pour les objets rapprochés. Quand l'œil est en état de repos, l'iris forme une

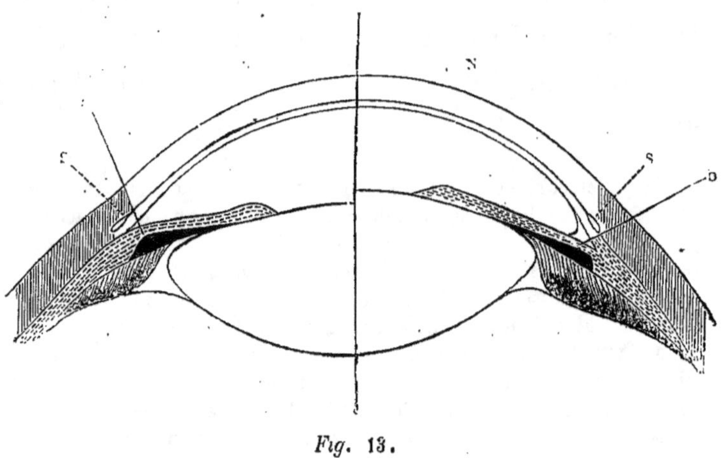

Fig. 13.

courbe (a) au voisinage du canal de Schlemm (s); mais quand l'œil est adapté pour la vision des objets rapprochés, les fibres de l'iris se contractent, la partie périphérique de l'iris se redresse (b), et la chambre antérieure augmente de longueur, de manière à compenser la diminution de profondeur que lui fait subir l'exagération de convexité de la face antérieure du cristallin.

térieure et postérieure du cristallin, varient pendant l'adaptation pour les objets rapprochés. Tandis que l'image réfléchie par la cornée reste invariable, celle fournie par la face antérieure de la lentille se rapproche de l'image cornéenne et diminue d'étendue ; en même temps l'image renversée fournie par la face postérieure du cristallin diminue aussi très-légèrement d'étendue, sans se déplacer sensiblement.

Maintenant qu'il est hors de doute que l'accommodation de l'œil est dû à une déformation du cristallin, vient la question de savoir comment se produit ce changement de forme ; cette question nous amène à considérer le sujet si débattu, mais encore à l'état d'hypothèse, du mécanisme de l'accommodation.

Suivant les auteurs cette variation du cristallin résulterait principalement de l'action combinée de l'iris et du muscle ciliaire, les uns donnant la prééminence à ce dernier, les autres à l'iris.

Cramer supposait que la voussure antérieure du cristallin est déterminée par l'iris dont le dilatateur et le sphincter se contractant simultanément, porteraient en arrière la portion périphérique de ce diaphragme. Ce mouvement exercerait une certaine pression sur la partie périphérique du cristallin, qui est recouverte par l'iris ; le résultat de cette pression doit avoir pour résultat l'exagération de la convexité de la face antérieure de la lentille. La tension simultanée des fibres radiées et circulaires de l'iris a pour effet de diminuer la pression dans la chambre antérieure et de l'augmenter dans la chambre postérieure. D'après lui le muscle ciliaire a pour but d'empêcher le cristallin de se déplacer en arrière sous la pression de l'iris et d'éviter à la rétine une compression nuisible.

Donders accepte complétement cette manière de voir, mais il pense que le muscle ciliaire en attirant le bord périphérique de l'iris en arrière contre la paroi du canal de Schlemm, fournit en outre un point fixe pour l'action du dilatateur de la pupille. Tel serait le point fixe postérieur, l'antérieur étant offert par le sphincter contracté de la pupille. Ce n'est pas tout, Donders maintient l'importance du muscle ciliaire durant l'accommodation. « Je considère, dit-il, ce muscle (le muscle ciliaire) comme aussi important pour déterminer le changement de forme du cristallin que les fibres musculaires de l'iris. Sans lui, l'iris ne saurait exercer une pression de quelque importance sur la lentille. »

Cependant Helmholtz démontre que, s'il est vrai que ces théories de Cramer et de Donders suffisent à expliquer la voussure en avant de la face antérieure du cristallin, elles ne sauraient rendre compte de l'ensemble de la déformation que subit la lentille pendant l'accommodation pour les objets rapprochés. Voici le résumé parfaitement lucide que donne Heinrich Müller des opinions d'Helmholtz.

« En définitive, Helmholtz pense avec Donders que l'iris, de concert avec le muscle ciliaire, est l'organe principal de l'accommodation. Il est d'avis toutefois que la récession des parties périphériques de l'iris, peut aussi s'expliquer par la tension du dilatateur, ce dernier redressant l'iris, qui se trouvait auparavant légèrement courbé (voy. *fig.* 13) par l'action des fibres élastiques du ligament pectiné (colonnes de l'iris) et amené en contact avec toute l'étendue de la paroi interne du canal de Schlemm. Helmholtz suppose en outre que le muscle ciliaire, non content d'attirer en arrière l'insertion de l'iris, amène encore en avant les extrémités postérieures des procès ciliaires, produisant ainsi le relâchement de la zone de Zinn, qui à son tour favorise également l'accroissement d'épaisseur du cristallin. »

Heinrich Müller attache beaucoup plus d'importance à l'action du muscle ciliaire qu'à celle de l'iris. Cet auteur ayant, de plus, découvert que le muscle ciliaire se compose de deux séries différentes de fibres, une couche longitudinale radiée et une circulaire, attribue une action différente à chacune de ces couches.

Voici les conclusions auxquelles il est arrivé sur la question de l'action probable des différentes parties qui concourent au mécanisme de l'accommodation [1].

1. «Les fibres circulaires du muscle ciliaire exercent une pression sur le bord du cristallin, ce qui accroît l'épaisseur de la lentille.

2. « Les fibres longitudinales de ce même muscle exagèrent la tension de l'humeur vitrée, et s'opposant ainsi au déplacement de la face postérieure du cristallin, limitent principalement à la face antérieure l'action de la pression périphérique.

3. « La pression déterminée par la tension de l'œil sur la partie periphérique de la face antérieure du cristallin, concourt à l'augmentation de convexité (voussure en avant) de ce dernier et sert également à empêcher la voussure de la face postérieure.

4. « La courbure en avant du centre de la face antérieure du cristallin est rendue possible et favorisée par la récession de la portion périphérique de l'iris, qui s'accompagne d'une contraction de la couche profonde (circulaire) du muscle ciliaire et de l'iris.

5. « La contraction du muscle ciliaire produit enfin le relâchement de la portion antérieure de la zone de Zinn, qui, à son tour, favorise l'augmentation d'épaisseur de la lentille. »

[1] *Von Grœfe's Archiv.*, III, 1, 23.

Nous venons de montrer le rôle plus ou moins important
que Cramer, Donders, Helmholtz, Müller, sans compter
bien d'autres observateurs, attribuent à l'iris dans le mécanisme de l'accommodation. Il était difficile, je dirai même
impossible, de déterminer avec précision l'importance relative de l'iris et du muscle ciliaire, même après les dissec-
tions les plus minutieuses et les plus laborieuses recherches.
Cependant l'observation clinique a triomphé de la difficulté ;
la question relative au rôle de l'iris dans l'accommodation
a été tranchée par un cas, qui s'est offert à la clinique de
Von Græfe et dans lequel, malgré l'absence totale de l'iris
(cet organe avait été enlevé à la suite d'un accident), la faculté d'accommodation s'était maintenue parfaite. De plus,
l'application d'une forte solution d'atropine en amena la paralysie complète (Voyez *Archiv. f. Ophthalmologie*, VII, 2, 26).

Accommodation négative.

Nous avons supposé que quand l'œil normal est dans l'état
de repos absolu, les rayons parallèles (émis par des objets
situés à une distance infinie) viennent concourir sur la rétine, et qu'une modification positive de l'appareil accommodatif n'est requise que pour les objets placés à une distance
finie. Mais certains auteurs (en particulier Weber et Von
Græfe) sont d'avis que l'œil, à l'état de repos, n'est adapté ni
pour son point éloigné ni pour son point voisin, mais pour
une distance intermédiaire et qu'il réclame un effort d'accommodation pour la vision des objets plus rapprochés aussi
bien que pour ceux qui sont plus éloignés. Cela étant, si nous
appelons accommodation *positive* l'adaptation pour les ob-

jets voisins, celle pour les objets éloignés peut se désigner sous le nom de *négative*.

Von Grafe pense que, grâce à certaines influences accessoires (l'action des muscles externes du globe oculaire principalement) qui exercent une légère pression sur l'œil, et aplatissent un peu la cornée, la réfraction de l'organe éprouve une certaine diminution, ce qui recule le point éloigné encore plus que quand l'œil se trouve dans un état de repos absolu.

De son côté Henke a émis l'opinion que l'accommodation négative et l'accommodation positive sont produites par l'action du muscle ciliaire, qu'il diviserait en deux, suivant la direction des fibres, savoir : « le muscle circulaire » et le « muscle radié. » Il leur attribue une action différente et antagoniste et, d'après lui, dans l'accommodation pour les objets voisins, le muscle circulaire se contracte, le muscle radié s'étend, tandis que, dans la vision des objets éloignés, au contraire le muscle radié se contracte, et l'autre s'étend [1].

La découverte des fibres circulaires dans le muscle ciliaire a sans doute une grande importance, bien que, suivant certains auteurs, l'action de ces fibres se trouve presque complétement neutralisée par les fibres longitudinales. Le mécanisme de l'accommodation serait certes plus facile à expliquer s'il était permis de supposer que les fibres radiées et les fibres circulaires sont animées par des branches de nerfs différents et qu'elles sont réciproquement dans un rapport d'antagonisme semblable à celui du dilatateur et du sphincter de la pupille.

---

[1] *Der mechanismus der Accommodation für Nähe und Ferne*, Henke. *Archiv. f. Ophthalmologie*, VI, 2, 53.

Le principal argument opposé à la théorie de l'accommodation active de l'œil pour les objets lointains se trouve dans
l'action d'une forte solution d'atropine qui paralyse le pouvoir d'accommodation, sans nuire à la vision éloignée de
l'œil emmétrope et sans modifier la position du point éloigné.

CHAPITRE II

Avant de parler de la manière d'examiner la portée de l'accommodation, il est bon de considérer quels sont les caractères d'épreuve qui conviennent le mieux pour déterminer l'acuité de la vision, et la position du point rapproché et du point éloigné. C'étaient jadis les caractères de Jæger que l'on employait principalement, mais ils sont imparfaits pour faire apprécier la finesse de la vision ; en effet une personne pourrait être à même de lire le n° I de Jæger, tout en ne possédant pas une vue normale. Mais Snellen a imaginé une série de caractères d'épreuve qui remplissent ce *desideratum*. Les lettres sont carrées, et leurs dimensions croissent suivant une proportion déterminée, de telle sorte que chaque numéro se voit sous un angle de 5′. Ainsi le n° I est vu par un œil normal (emmétrope) jusqu'à la distance de 1 pied sous un angle de 5′ ; le n° II jusqu'à 2 pieds et ainsi de suite. Ces numéros ne sauraient, en thèse générale, se voir distinctement au delà de ces distances[1].

---

[1] A la suggestion du professeur Longmore, le Dr Snellen a donné dans ses dernières éditions des caractères d'épreuve, des tables contenant une série de figures et de numéros isolés destinée à l'examen des recrues de l'armée anglaise, qui sont incapables de lire. Pour plus de renseignements sur le mode d'examen de la vue des recrues, je dois renvoyer le lecteur à l'excellent *Manuel d'Ophthalmologie* du professeur Longmore que je recommanderai aussi spécialement à

Maintenant si l'œil souffre de quelque diminution dans l'acuité de la vision, il lui faudra voir les lettres sous un angle plus grand que celui de 5′, afin d'obtenir des images rétiniennes plus considérables. Le n° I ne saurait se lire à la distance de 1 pied, avec une telle vue ; il faudra peut-être recourir aux n°ˢ IV ou V. Voici une manière commode de calculer le degré d'acuité de la vision :

« La distance la plus grande à laquelle les caractères sont reconnus (*d*) divisée par la distance à laquelle ils apparaissent sous un angle de 5′ (D) donne la formule de l'acuité de la vision (V).

$$V = \frac{d}{D}$$

« Si *d* et D se trouvent égaux, et que le n° XX soit ainsi visible à la distance de 20 pieds, alors $V = \frac{20}{20} = 1$; en d'autres termes, il existe là une acuité normale de vision. Au contraire, *d* est-il inférieur à D, le n° XX n'est-il visible que jusqu'à 10 pieds, le n° X jusqu'à 2 pieds, le n° VI jusqu'à 1 pied, ces trois cas s'expriment respectivement de la manière suivante :

$$V = \frac{10}{20} = \frac{1}{2}$$
$$V = \frac{2}{10} = \frac{1}{5}$$
$$V = \frac{1}{6} = \frac{1}{6}$$

d peut être parfois plus grand que D, le n° XX par exemple sera visible au delà de 20 pieds. Dans ces cas la finesse de la vision est supérieure à la moyenne normale (Snellen). »

<hr>

l'attention des chirurgiens de l'armée. On peut se procurer ces caractères d'épreuve chez MM. Williams et Norgate, Henrietta Street, Covent Garden.

Il faut toutefois reconnaître que certains malades (surtout parmi les classes inférieures) éprouvent souvent de la difficulté à lire couramment les types composés de ces lettres carrées. Ils sont déroutés, habitués qu'ils ont toujours été de lire l'impression dont les lettres sont d'inégale épaisseur et diffèrent à la fois de dimension et de genre. J'emploie donc généralement les caractères de Jœger pour m'assurer de la facilité avec laquelle les malades peuvent lire la petite impression et ceux de Snellen pour déterminer avec exactitude l'acuité de la vision.

Quand l'œil a pris son état le plus considérable de réfraction, il est accommodé pour son point le plus voisin de vision distincte; par contre, quand son état de réfraction est relâché à l'extrême, il est adapté pour son point le plus éloigné,

Cependant le pouvoir du muscle ciliaire est limité; par conséquent le cristallin ne peut accroître sa convexité que dans certaines limites, et par suite l'accommodation pour les objets voisins a aussi ses bornes, ce qui veut dire que le point rapproché ne saurait s'avancer indéfiniment. Pour les yeux emmétropes, le point le plus rapproché de vision distincte se trouve à environ 3 pouces 1/2 ou 4 pouces de l'œil; cette limite varie toutefois suivant l'âge du malade, car, comme nous le montrerons plus loin, le point rapproché s'éloigne de plus en plus de l'œil à mesure qu'on avance en âge. Quand il s'agit de travaux continus à des objets rapprochés — la gravure, etc., ce point est à environ 5 pouces. Et certes, il existe peu de personnes capables de travailler pendant quelque temps en rapprochant davantage les objets. Le point le plus éloigné de vision distincte pour l'œil normal est à une distance infinie (rayons parallèles).

4

La *distance qui sépare le point le plus éloigné* (r) et *le point le plus rapproché* (p) *de vision distincte s'appelle le parcours, la portée ou l'étendue de l'accommodation*. Cette amplitude de l'accommodation doit varier, cela va sans dire, en raison de la force et de l'énergie du muscle ciliaire, de l'élasticité du cristallin et de l'âge du malade.

La distance de p de l'œil (mesurée du point nodal) s'exprime par P, la distance de r de l'œil par R, il est facile d'après cela de trouver la portée de l'accommodation $\left(\dfrac{1}{A}\right)$ à l'aide de la formule suivante :

$$\frac{1}{A} = \frac{1}{P} - \frac{1}{R}$$

Les distances P et R peuvent, selon Donders, se calculer du point le plus voisin, p, et du point le plus éloigné, r, de vision distincte, à un point situé dans l'œil à environ trois lignes en arrière de la face antérieure de la cornée, point appelé nodal antérieur, K'. Il ajoute :

« La signification de la formule qui donne le parcours de l'accommodation

$$\frac{1}{A} = \frac{1}{P} - \frac{1}{R}$$

se comprend aisément. Dans cette formule A est la longueur focale d'une lentille qui donne une direction aux rayons émanés du point le plus voisin de vision distincte, p, comme si ces rayons venaient du point le plus éloigné, r. La figure 14 va nous servir à expliquer ce fait. L'œil, à l'état de repos, est accommodé pour la distance $rk' = $ R ; dans l'état de la plus forte tension de l'accommodation l'organe est adapté pour la distance $p\mathrm{k'} = \mathrm{P}$. Dans le premier cas, les rayons divergents venant de r vont concourir sur la rétine ; dans l'autre, ce sont ceux émis par le point p qui s'unissent sur la rétine. Dans l'accommodation, l'œil doit donc se modifier de telle sorte que les rayons provenant de p acquièrent, dans l'humeur vitrée, une direction égale à celle des rayons émis par r dans l'œil non accommodé. On parviendrait à leur donner cette direction en plaçant une lentille auxiliaire en k' ; or, nous pouvons imaginer que l'œil est absent et supposer que la lentille auxiliaire k' est dans l'espace. Cette lentille représente, dans ces conditions, l'accommodation de l'œil, et le pouvoir de cette lentille indique la portée de l'accommodation. La distance focale A se trouve à l'aide de la formule mentionnée ci-dessus :

$$\frac{1}{\mathrm{P}} - \frac{1}{\mathrm{R}} = \frac{1}{\mathrm{A}}$$

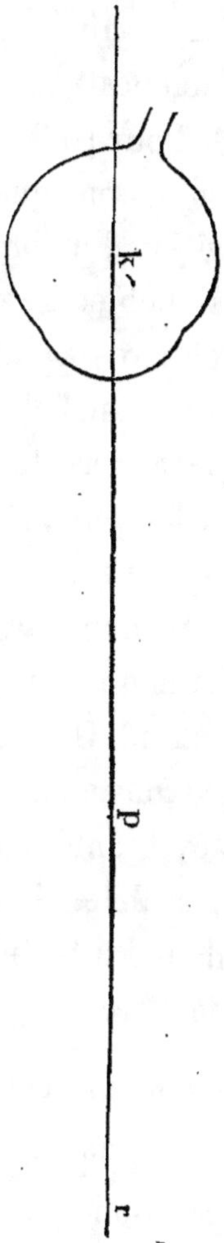

Par conséquent, A est la distance focale de la lentille auxiliaire dont l'œil se sert dans l'accommodation, et comme la puissance d'une lentille est inversement proportionnelle à sa distance focale, $\frac{1}{\mathrm{A}}$ ou 1, A exprime l'amplitude de l'ac-

Fig. 14.

commodation. Il est bon de représenter la valeur de A en
pouces de Paris, d'autant mieux que la distance focale des
lentilles s'exprime d'ordinaire suivant cette mesure; cette
observation s'applique encore plus particulièrement aux
lunettes [1]. » (Donders, page 30.)

Pour faciliter encore la compréhension de ce qui précède,
supposons que l'œil soit emmétrope et accommodé pour la
vision d'un objet placé à son point éloigné (rayons parallèles),
si l'objet s'avance à 5 pouces de l'œil, et que cet organe
n'exerce point son pouvoir d'accommodation, les rayons
émis par l'objet ainsi rapproché iront concourir en un foyer
en arrière de la rétine. Pour les réunir sur cette membrane,
il faut mettre en avant de l'œil une lentille biconvexe qui
donnera aux rayons venant de l'objet (placé à 5 pouces) une
direction parallèle, c'est-à-dire une direction semblable à
celle qu'ils avaient lorsque l'objet était situé à une distance
infinie. Une lentille de 5 pouces serait nécessaire dans cette
circonstance, car les rayons émis par un objet situé à son
foyer antérieur émergeraient de la lentille en un faisceau
parallèle. Si maintenant, nous supposons cette lentille placée
dans l'intérieur de l'œil, elle représente l'accommodation
de l'organe, et sa puissance indique la portée de l'accommodation, celle-ci serait donc dans notre cas $= \dfrac{1}{5}$.

Appliquons, dans quelques exemples, le procédé indiqué
par Donders pour déterminer la portée de l'accommodation;
auparavant, rappelons de nouveau la signification des expres-
sions suivantes : — A signifie la portée de l'accommodation;

[1] Les lentilles des casiers de Paetz et Flohr de Berlin ont leurs numéros expri-
més en pouces prussiens; ceux-ci approchent de très-près des pouces anglais,
et sont inférieurs à ceux de Paris.

r, le point éloigné, p, le point rapproché; ∞ ($= o$) la distance infinie; $'$ le pied; $''$ le pouce; $'''$ la ligne.

1. Les yeux normaux, qui ont la faculté de voir depuis une distance infinie jusqu'à $5''$ de la face antérieure de la lentille cristallinienne, ont leur point éloigné (r) à une distance infinie (∞), leur point rapproché (p) à $5''$. Pour trouver l'amplitude de l'accommodation d'un tel œil, nous appliquons la formule ci-dessus $\frac{1}{A} = \frac{1}{P} - \frac{1}{R}$. Dans notre cas $r = \infty$, $p = 5''$, donc $\frac{1}{A} = \frac{1}{5} - \frac{1}{\infty} = \frac{1}{5}$.

L'étendue de l'accommodation est représentée ici par une lentille auxiliaire de 5 pouces.

2. Voyons quelle est la portée de l'accommodation d'un œil de vue courte ou myope. Supposons que son point éloigné (r) se trouve à $8''$ de l'œil, son point rapproché à $4''$, $\frac{1}{A} =$ donc $\frac{1}{4} - \frac{1}{8} = \frac{1}{8}$.

3. Un œil presbyte, ou de vue longue, a-t-il son point éloigné (r) à une distance infinie, et son point rapproché à $10''$, $\frac{1}{A}$ sera $\frac{1}{10}$, car $\frac{1}{10} - \frac{1}{\infty} = \frac{1}{10}$.

Plus loin, en parlant de l'hypermétropie, j'indiquerai le meilleur procédé pour examiner l'étendue d'accommodation d'un œil hypermétrope.

Voici encore une très-bonne méthode pour déterminer la portée de l'accommodation et pour s'assurer avec rapidité si l'on a affaire à un œil myope, hypermétrope ou presbyte :

On place au-devant de l'œil une lentille de $6''$ ou $10''$ de foyer [1]. Le malade lit alors avec cette lentille le numéro 1

---

[1] La lentille doit être forte pour que le malade puisse réellement commander

de Jœger, et l'on note ses points éloigné et rapproché. Le point éloigné (r') et le point rapproché (p') ainsi trouvés sont en relation telle avec son point éloigné réel (r) et son point rapproché (p), que les rayons émis par r' sont réfractés par la lentille comme s'ils venaient de r, ceux provenant de p' le sont également comme s'ils émanaient de p. Avec la lentille convexe 6, r' (dans l'œil normal) se trouve à 6″ de l'œil, car des rayons émis par un objet distant de 6″, tombant sur cette lentille, deviendraient parallèles après l'avoir traversée et arriveraient par conséquent à l'œil, comme s'ils émanaient d'une distance infinie (le point éloigné normal). Le point rapproché (p') se trouverait à environ 2″ 2/3. Cette distance varie, toutefois, avec l'âge du malade.

L'amplitude de l'accommodation se trouve donc facilement à l'aide de la formule $\dfrac{1}{A} = \dfrac{1}{P} - \dfrac{1}{R}$. On ne tient pas compte, dans le calcul, de la lentille ni de sa distance de l'œil (environ $\dfrac{1}{2}$″).

Le point éloigné (r') se trouve-t-il (avec une lentille convexe 6) à 6″, le point rapproché (p') à 3″, $\dfrac{1}{A} = \dfrac{1}{3} - \dfrac{1}{6} = \dfrac{1}{6}$.

Comme application de ce procédé, prenons les exemples suivants :

1. *OEil myope.* Nous trouvons avec une lentille convexe 6 que $r' = 5''$, $p' = 3''$. L'œil par suite est myope, car il n'est pas adapté pour le point éloigné normal (6″), mais pour un

son point éloigné et qu'on arrive assez près de ce dernier pour que le minimum de l'angle de distinction (vision distincte) n'exerce plus aucune influence, ce qui exclut naturellement l'amblyopie.

plus rapproché, qui émet des rayons venant rencontrer l'œil dans une direction divergente :

$$\frac{1}{A} = \frac{1}{3} - \frac{1}{5} = \frac{1}{7\frac{1}{2}}$$

Maintenant, quels verres faudra-t-il à ce malade pour voir à la distance infinie ? A l'aide de notre lentille convexe de numéro puissant, nous avons converti cet œil en un organe très-myope, en une myopie de $\frac{1}{5}$, car il nous faudrait placer une lentille concave de 5" de foyer en avant de la lentille convexe 6 pour l'adapter à la vision lointaine ; en effet ce verre concave rendrait parallèles des rayons dont la divergence est telle que s'ils provenaient d'une distance de 5". Pour trouver le verre concave nécessaire à la vision éloignée, nous déduisons la lentille concave 5 de la lentille convexe 6. Par suite le verre concave approprié sera du numéro 30, car

$$\frac{1}{6} - \frac{1}{5} = -\frac{1}{30}$$

2. *OEil hypermétrope.* Avec la lentille concave 6, $r' = 8''$, $p' = 3''$. L'œil est donc hypermétrope, car son point éloigné se trouve au delà du point éloigné normal (6").

Son étendue d'accommodation $= \frac{1}{4\frac{4}{5}}$, car

$$\frac{1}{A} = \frac{1}{3} - \frac{1}{8} = \frac{1}{4\frac{4}{5}}$$

Nous arrivons ainsi à déterminer très-rapidement que l'œil est hypermétrope, nous mesurons également avec facilité son étendue d'accommodation, cependant nous sommes incapables de trouver avec exactitude le verre convexe requis pour la vision lointaine, à l'aide du même calcul employé pour l'œil myope ; car, comme nous le montrerons plus loin, le degré d'hypermétropie observé avant et après la paralysie du muscle ciliaire par l'atropine varie parfois considérablement.

Nous n'avons parlé jusqu'ici que de l'amplitude *absolue* d'accommodation qui existe quand on fait l'épreuve de chaque œil isolément. Mais Donders [1] a fait voir qu'il faut en distinguer deux autres espèces, savoir la *binoculaire* et la *relative*. Sous le nom de *binoculaire* il entend l'accommodation du point le plus éloigné r_2 au point le plus rapproché p_2, dans l'essai simultané des deux yeux. La formule est

$$\frac{1}{A_2} = \frac{1}{P_2} - \frac{1}{R_2}.$$

Bien qu'il existe une certaine connexion entre l'accommodation et la convergence des lignes visuelles, cette connexion n'est pourtant ni absolue ni définie, car on remarque que la position des lignes visuelles peut se modifier, l'accommodation restant la même ; en effet, si nous plaçons au-devant de l'un des yeux un prisme de force modérée ayant sa base dirigée en dehors, la convergence des lignes visuelles s'accroîtra au point de triompher de la diplopie, sans que l'objet cesse d'être vu nettement, à la même distance, avec les deux yeux. D'un autre côté, l'accommodation peut être altérée, bien que le degré de convergence reste le même, car si nous plaçons au-devant des yeux de faibles lentilles concaves ou convexes, un objet peut encore se voir distinctement

---

[1] *Op. cit.*, p. 110. L'ouvrage de Donders donne l'explication complète de ce sujet, avec des diagrammes à l'appui.

à une distance définie. Cela prouve que l'accommodation peut être modifiée sans le moindre changement de la convergence des lignes visuelles. Ces expériences démontrent qu'il existe une certaine indépendance entre la convergence et l'accommodation ; et l'amplitude d'accommodation sur laquelle nous avons empire pour une convergence donnée des lignes visuelles prend le nom de *relative*, on la trouve à l'aide de la formule $\dfrac{1}{A^1} = \dfrac{1}{P_1} - \dfrac{1}{R_1}$. Elle se compose en outre de deux parties, l'une *positive* et l'autre *négative*. La partie positive est celle qui est disponible pour une distance plus rapprochée que le point de convergence, tandis que la négative est la portion qui est requise pour voir un objet situé au delà du point de convergence des lignes visuelles. Or, le rapport existant entre ces deux parties de l'amplitude relative de l'accommodation a une grande importance pratique ; en effet, on trouve que, pour pouvoir occuper les yeux sans fatigue à des objets rapprochés (lecture, etc.) pendant un temps assez long, il est absolument nécessaire que la partie positive de l'accommodation conserve une certaine proportion avec la partie négative (cette proportion doit être au moins égale à 1/2).

Les objets les meilleurs pour déterminer la portée de l'accommodation sont les caractères d'épreuve de Snellen ou de Jœger et l'optomètre de Von Græfe. Mais comme le dernier exige une certaine exactitude et un certain degré d'intelligence de la part du malade, je trouve plus pratique, surtout avec les malades des hôpitaux, d'employer les échelles typographiques. Si, pendant qu'ils lisent le n° 1, nous rapprochons et éloignons alternativement de l'œil les caractères, il suffit de répéter cette manœuvre un petit nombre de fois pour déterminer avec facilité le point le plus rapproché et le point le plus éloigné de la vision distincte. L'optomètre de Von Græfe se compose d'un petit *cadre* de fer en travers duquel sont tendus un certain nombre de fils métalliques fins, verticaux et parallèles. Cet appareil peut s'adapter à une tringle de laiton (graduée en pouces et en pieds) sur laquelle il est mobile ; il peut encore s'attacher à un ruban gradué. On place une extrémité de la tringle ou de la bobine du ruban contre le front du malade, et l'on fait mouvoir l'appareil jusqu'au point le plus rapproché où les fils individuels se voient encore d'une manière nette et parfaitement définie ; on lit sur l'echelle graduée la distance où se trouve ce point de l'œil, et on l'inscrit comme le point rapproché (p). On éloigne ensuite l'appareil jusqu'à la distance la plus grande à laquelle les fils individuels apparaissent encore distinctement, cette distance indique le point éloigné (r). L'écart entre p et r donne l'amplitude de l'accommodation. Les fils n'apparaissent nettement définis que quand l'œil s'accommode parfaitement pour leur distance ; la moindre déviation de cette adaptation parfaite (résultant de l'éloignement ou du rapprochement trop considérable de l'œil) rend aussitôt les fils indistincts, plus épais et comme environnés d'un halo ; des images doubles et colorées des fils peuvent même apparaître dans les intervalles transparents. Avec les caractères d'épreuve, l'examen est encore plus commode ; il suffit de déterminer le point le plus rapproché auquel le n° I (Snellen) se lit distinctement et sans peine, c'est le point rapproché ; on mesure de la même manière le point le plus éloigné (l'œil emmétrope doit lire le n° I de Snellen jusqu'à 1 pied, le n° XX jusqu'à 20 pieds).

CHAPITRE III

MYOPIE.

Les personnes affectées de vue courte s'adressent généralement à nous en se plaignant d'être incapables de voir convenablement de loin, tout en pouvant distinguer de près les
objets très-fins. Ce défaut dépend de ce que, dans la myopie, le pouvoir réfringent de l'œil est exagéré, ou de ce que
l'axe antéro-postérieur du globe oculaire est trop long, si
bien que les rayons parallèles (émanant d'objets placés à
une distance infinie) ou même des rayons dont la divergence
n'est pas suffisante, viennent former leur foyer en avant de
la rétine; des cercles de diffusion se dessinent sur cette membrane, et, comme conséquence, l'objet lointain n'apparaît
pas clair et nettement défini, mais indistinct et confus. Ces
malades remarquent, par exemple, que les étoiles, la lune,
les becs de gaz dans les rues, au lieu de présenter un contour
net et bien défini, apparaissent irréguliers, agrandis et
comme environnés d'un halo. Aussi, pour voir plus facilement les objets éloignés, prennent-ils souvent l'habitude de
cligner les paupières, d'où leur nom de myopes (μυέιν, cligner, ὤψ, œil). L'action favorable du clignement est double ;
(1) les paupières en se rapprochant diminuent l'intervalle
qui les sépare et éliminent quelques-uns des rayons périphériques de lumière; par suite les cercles de diffusion s'atté-

nuent sur la rétine, et le contour de l'objet en acquiert une netteté proportionnelle; (2) le rapprochement des paupières exerce une pression sur le globe oculaire, la cornée s'aplatit légèrement, et le point éloigné se recule de l'œil, celui-ci devient donc moins myope.

Nous avons déjà établi que dans l'œil myope le foyer principal du système dioptrique ne se trouve pas, comme dans le cas d'emmétropie, sur la couche des bâtonnets de la rétine, mais en avant. Aussi n'y a-t-il que les rayons provenant d'une distance finie et tombant sur l'œil dans une direction suffisamment divergente qui se réunissent sur la rétine.

La figure 15 représente un œil myope, dans lequel soit par suite d'une longueur exagérée de l'axe antéro-postérieur,

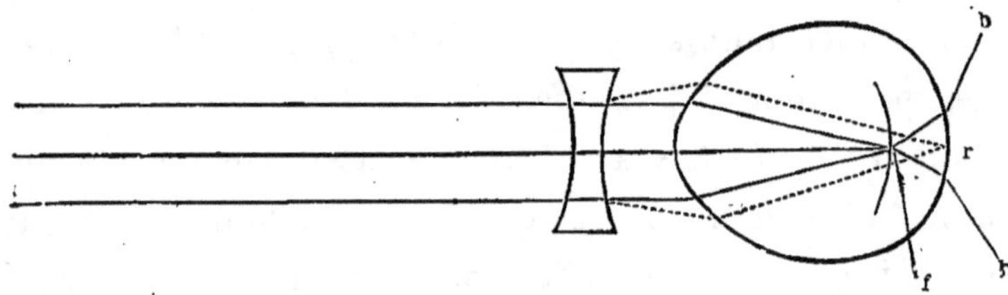

Fig. 15.

soit en vertu d'une trop grande puissance de réfraction, les rayons parallèles ne font pas leur foyer sur la rétine (*r*), mais en avant de cette membrane (*f*); des cercles de diffusion (*bb*) se forment sur la rétine, et par suite l'objet apparaît confus et indistinct. Aussi, pour rendre l'œil myope capable de voir nettement des objets éloignés (dont les rayons arrivent à l'œil en faisceau parallèle), plaçons-nous devant lui cette lentille concave; elle donnera aux rayons parallèles un degré de divergence qui leur permettra de se réunir sur la rétine.

Causes. — La myopie est souvent congénitale et héréditaire. On parvient quelquefois à en suivre l'existence à travers plusieurs générations, et il n'est pas rare de voir divers membres de la même famille atteints de cette anomalie. Elle peut encore montrer une tendance à s'exagérer à chaque génération successive, mais cette tendance dépend en grande partie de circonstances individuelles.

La cause anatomique la plus fréquente de la myopie consiste dans une exagération de longueur du globe oculaire suivant son axe antéro-postérieur. Cette extension s'observe principalement à la partie postérieure du globe où elle peut produire une dépression ovoïde plus ou moins considérable (staphylôme postérieur) qui s'accompagne de l'amincissement et de l'atrophie de la choroïde et de la sclérotique. Cet accroissement de longueur de l'axe visuel varie, cela va sans dire, considérablement, dans les différents cas, et donne ainsi naissance à des degrés de myopie fort divers. Dans le cas de myopie intense, l'on constate la présence presque constante de cette atrophie particulière de la choroïde (staphylôme postérieur, scléro-choroïdite postérieure). Von Græfe pose, comme règle générale, que quand le point distant se trouve en deçà de 5 pouces de l'œil (la myopie excédant 1/5), l'on peut presque à coup sûr prédire la présence de la sclérectasie postérieure. Ce qui n'empêche pas de rencontrer cette lésion dans des cas de myopie beaucoup plus faible ; de fait, je l'ai souvent trouvée alors que la myopie n'excédait pas 1/12 ou même 1/18. On voit encore souvent, dans des yeux légèrement myopes, un amincissement et une atrophie de la choroïde autour du point d'entrée du nerf optique, même en l'absence de croissant défini. Il importe donc de soumettre tous les myopes à l'examen ophthalmoscopique, afin de pouvoir noter exactement et avec soin la présence et le degré du staphylôme postérieur; cette affection constitue toujours en effet une complication plus ou moins sérieuse, surtout lorsqu'elle est étendue et progressive. Mais lors même qu'on ne soupçonnerait pas la présence de la sclérectasie postérieure, l'examen ophthalmoscopique ne devrait pas être négligé ; car il importe de s'assurer si la condition du nerf optique et de la rétine est normale ou si ces parties sont hyperémiées et congestionnées; état que l'on rencontre fréquemment dans les yeux myopes soumis à un excès de travail et qui réclame un traitement attentif.

Il est incontestable que la tension continuelle de l'accommodation pour les objets rapprochés est une cause très-fréquente de myopie. C'est là ce qui explique comment cette affection est beaucoup plus fréquente parmi les classes riches et lettrées, parmi les personnes qui font un grand usage de leurs yeux pour lire, écrire, coudre, etc., que parmi les ouvriers.

La production et l'aggravation de la myopie comme conséquence du *travail assidu de près* paraissent trouver leur principale explication dans le fait de la congestion des tuniques internes du globe oculaire, qui résulte de cet emploi des yeux. La proximité de l'objet nécessite une forte convergence des axes optiques, de là un appel de sang dans les membranes internes du globe, de là la congestion, qui s'exagère encore sous l'influence de la position penchée que réclame généralement ce genre d'occupations. Il n'est pas difficile de comprendre comment cette congestion et cette

augmentation de pression des liquides oculaires doivent, à
la longue, amener nécessairement une élongation des tuniques au pôle postérieur, et donner ainsi naissance au staphylôme postérieur.

D'autre part, le travail assidu de près peut probablement
encore déterminer la myopie de la manière suivante. — Les
personnes occupées de la sorte adaptent incessamment leur
vue pour un point très-rapproché, leur cristallin doit donc
exagérer constamment sa convexité, de telle sorte qu'au bout
d'un certain temps cette lentille devient incapable de revenir
d'une manière complète à sa forme originelle, même quand
la nécessité de s'accommoder pour des objets voisins n'existe
plus. Ce phénomène survient particulièrement quand le cristallin n'est doué que d'un faible degré d'élasticité ; en effet
dans ces conditions, après avoir été accommodé pendant un
certain temps pour la vision d'objets rapprochés, il perd, à
l'instar d'un mauvais ressort de montre, la faculté de revenir
à sa forme primitive ; il demeure avec une voussure exagérée, même en l'absence de la compression de sa périphérie.
Il en résulte que le point focal du système dioptrique devient
plus court et se trouve, lorsque l'œil est dans l'état de repos, en avant de la rétine ; la myopie est ainsi constituée.
Toutefois cette forme de myopie acquise n'est généralement
que d'un degré modéré.

Le germe de la myopie s'implante souvent dans l'enfance,
soit par suite de l'exercice immodéré et prématuré des yeux
pour la vision d'objets rapprochés, soit par suite de quelque
affection des milieux réfringents (la cornée ou le cristallin).
L'existence de taies sur la cornée, par exemple, oblige
souvent le malade à rapprocher l'objet très-près de l'œil,

pour obtenir des images rétiniennes plus grandes et plus distinctes, provoquant ainsi une myopie rapide. D'autres fois ce vice de conformation oculaire résultera d'une certaine opacité du cristallin ; ainsi c'est un fait bien connu que souvent la cataracte lamellaire se complique de myopie.

Il est certain que le degré de myopie s'aggrave souvent d'une manière considérable, pendant l'enfance, à la suite d'études assidues, surtout quand l'éclairage est insuffisant et quand les tables ou les pupitres sur lesquels les élèves lisent et écrivent ont une construction défectueuse. L'éclairage insuffisant oblige l'enfant à rapprocher l'objet, et nécessite un effort de l'accommodation qui entraîne la congestion de l'œil. La construction vicieuse des tables, la distance mal calculée qui les sépare des bancs est également nuisible en obligeant les écoliers à s'incliner en avant. On doit au Dr Cohn [1] une monographie intéressante et fort bien faite sur cette question. L'examen des yeux de 10,060 écoliers ou étudiants lui permit de constater l'augmentation du degré de la myopie suivant la construction des pupitres et l'éclairage des salles d'étude. Mais les recherches intéressantes et parfaitement conduites du Dr Dobrowolsky ont démontré que l'exagération rapide de la myopie est souvent due à un spasme du muscle ciliaire [2], qui provoque des symptômes prononcés d'asthénopie. Parmi ces symptômes les plus saillants sont : — une difficulté d'appliquer pendant un certain temps les yeux à des objets rapprochés, de la photophobie, du larmoiement, des douleurs intra-oculaires et circum-orbitaires, de

---

[1] Dr Cohn, *Untersuchung der Augen von* 10,060 *Schulkindern*, Leipsic, 1867.
[2] Kl. Monatsbl., 1868. Voyez encore sur le même sujet les mémoires plus récents du Dr Hosch, Bâle, 1871, et du professeur Schiesse Gemuseus, Bâle, 1872.

la rougeur du globe, une contraction de la pupille, de l'hyperémie du disque optique et de la plénitude des vaisseaux
rétiniens, et surtout de notables fluctuations dans l'état de
la réfraction aux diverses périodes de l'examen. Ce spasme
du muscle ciliaire se rencontre beaucoup plus souvent dans
les degrés faibles et moyens de la myopie que dans les degrés plus prononcés, et surtout chez les personnes jeunes qui
consacrent de longues heures à la lecture, à la couture ou à
d'autres travaux délicats. Gardons-nous toutefois de confondre
cette condition avec la myopie apparente qui s'observe parfois chez les sujets hypermétropes et qui dépend complète-
ment du spasme du muscle ciliaire. Le traitement consiste
surtout à paralyser le muscle ciliaire par l'emploi méthodique de l'atropine, appliquée soit en substance, soit en
forte solution (0^{gr},25 pour 30 grammes) deux ou trois fois
par jour, et que l'on doit continuer jusqu'au relâchement
parfait de l'accommodation et la complète paralysie du muscle, ou même un peu plus longtemps. Quelquefois on voit
céder le spasme en quelques heures, dans d'autres cas le résultat se fait attendre plusieurs jours. Si les symptômes
hypérémiques du fond de l'œil ne se dissipent pas et que la
myopie ne diminue pas après un usage de l'atropine con-
tinué pendant plusieurs jours, il faut recourir à la sangsue
artificielle. Généralement le relâchement du muscle ciliaire
amène une diminution notable dans le degré de myopie.

On supposait naguère que la myopie tenait à une exagération de convexité de la cornée ; opinion erronée, car Donders a trouvé qu'en règle générale, la cornée est moins convexe chez les myopes que chez les personnes emmétropes.
L'augmentation de courbure de cette membrane (comme

dans la cornée conique) peut cependant donner lieu à cette
anomalie. On constate encore quelquefois, au début de la
cataracte, un certain degré de myopie ; la vision des objets
éloignés, chez les personnes ainsi atteintes, s'améliore à
l'aide de verres concaves. L'explication positive de ce fait
reste encore à l'état d'hypothèse, on peut toutefois l'attri-
buer à une légère tuméfaction (?) du cristallin dont le pouvoir réfringent serait ainsi accru.

Le *diagnostic* de la myopie n'est généralement pas difficile. Le point éloigné de la vision distincte se trouve plus
ou moins rapproché de l'œil, partant les objets distants ne
se laissent pas voir d'une manière nette, et réclament pour
être perçus distinctement l'emploi d'une lentille concave
appropriée. Gardons-nous toutefois de conclure précipitam-
ment qu'une personne a la vue basse par cela seul qu'elle
amène très-près de l'œil les petits objets (comme l'impression en petits caractères) ou parce qu'elle est incapable de
voir nettement à distance, car nous verrons plus loin que ce
phénomène peut se rencontrer également dans l'hypermétropie, défaut qui nécessite l'emploi, non de verres concaves,
mais de lentilles convexes.

La myopie pourrait encore se confondre avec la vue faible
(amblyopie) ; en effet on constate que les personnes atteintes
d'un affaiblissement de la vue approchent aussi les objets
très-près de l'œil, afin d'obtenir des images rétiniennes plus
grandes et plus nettement définies ; mais ces malades sont
incapables de distinguer les objets très-petits, particularité
qui les distingue des myopes. Ce n'est pas tout, les verres
concaves, loin d'augmenter leur faculté de vision à distance,
leur sont plutôt nuisibles, en atténuant par trop les dimen-

sions des images rétiniennes. Une personne est-elle obligée, pour lire la petite impression, de tenir la feuille très-près de l'œil, elle peut être atteinte soit de myopie, soit d'un affaiblissement de la vue (j'omets à dessein le cas possible d'hypermétropie). Si l'on n'a pas sous la main des lentilles concaves, voici une méthode facile pour arriver au diagnostic différentiel de ces deux affections ; supposons que l'on ait affaire à un cas d'amblyopie, et que le malade soit en état de voir le n° II des caractères de Snellen à 5 pouces, il doit pouvoir lire le caractère deux fois plus grand à une distance double, car la grandeur des images rétiniennes augmente proportionnellement à celle de l'impression, et la seule condition que réclame la vue faible, ce sont des images rétiniennes de grande dimension. Il n'en est pas de même dans la myopie, car si l'œil affecté de ce vice de conformation est capable de voir de gros caractères à une distance plus grande que les petits, la proportion entre la distance et les dimensions de l'impression est bien moindre.

Mais la myopie et l'amblyopie sont souvent coexistantes. Les personnes atteintes de sclérectasie postérieure ont généralement un affaiblissement de la vue. D'un autre côté, j'ai déjà montré que les affections qui produisent de l'amblyopie, telles que les opacités de la cornée et du cristallin, aboutissent souvent à la myopie, en nécessitant le rapprochement des objets très-petits du globe oculaire. Il est facile de distinguer la myopie simple de la myopie compliquée d'amblyopie, par le fait que la première peut se corriger complétement à l'aide de verres concaves appropriés. Une personne atteinte de myopie simple, non compliquée, doit être à même, en s'aidant d'une lentille concave convenable, de lire les mêmes caractères que l'œil normal (les caractères de même grandeur et situés à la même distance). Ainsi le n° XX de Snellen doit se lire à la distance de 20 pieds. Si, avec les verres le plus soigneusement choisis, c'est seulement le n° XXX ou le n° XL qui se laisse lire à cette distance, l'œil n'est pas seulement myope, son acuité de vision est aussi atteinte, il est de plus amblyopique (peut-être astigmatique). Moins les verres concaves corrigent la myopie, plus grand est le degré d'amblyopie coexistante, et *vice versâ*.

Diagnostic ophthalmoscopique de la myopie. — L'on arrive core à reconnaître l'existence de la myopie, et à déterminer le degré approximatif de cette lésion, à l'aide de l'ophthalmoscope ; cet instrument rendra souvent de très-grands services dans la pratique, particulièrement lorsque les réponses des malades ne sont pas très-dignes de foi. Voici les apparences qui permettent de diagnostiquer l'existence de la myopie :

1. Si l'on examine un œil très-myope à l'image droite (c'est-à-dire en se servant simplement du miroir, sans aucune lentille convexe interposée) l'on est frappé immédiatement de ce fait que les détails du fond rétinien sont visibles en regardant à une certaine distance de l'organe. S'attache-t-on à l'un des vaisseaux rétiniens du disque optique, on remarque qu'en inclinant légèrement la tête d'un côté, l'image se déplace dans la *direction opposée ;* quand on la porte à droite, l'image se meut à gauche, et *vice versâ,* de telle sorte que l'on obtient une image renversée du fond de l'œil.

La figure 16 donnera immédiatement la raison de ce phénomène. Soit a un œil très-myope $\left(m = \dfrac{1}{4}\right)$, et b l'œil de l'ob-

servateur ; a se trouvant dans l'état de repos est accommodé
pour son point distant (c) qui est à 4 pouces en avant de l'œil.
Les rayons réfléchis par le fond de l'organe émergent donc de
l'œil en un faisceau fortement convergent et viendront con-

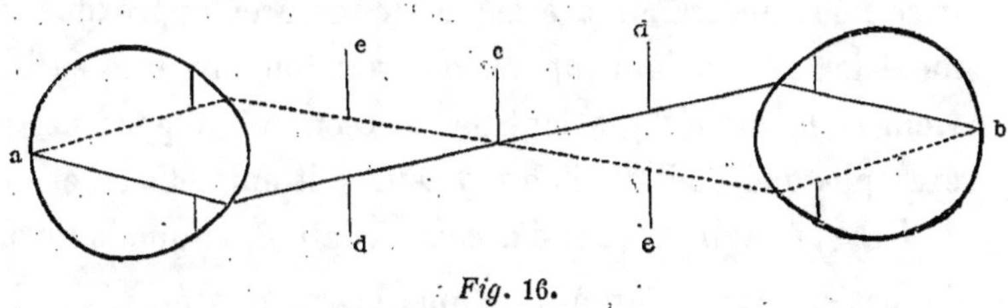

Fig. 16.

courir en c; s'entrecroisant en ce point, ils arriveront dans
une direction divergente à l'œil de l'observateur. Si ce dernier est myope (accommodé pour les rayons divergents quand
l'organe est en état de repos), ils peuvent s'unir sur sa rétine (b) sans le secours d'aucune lentille correctrice en
arrière de l'ophthalmoscope. Mais si l'œil de l'observateur est
emmétrope, il exigera, en le supposant adapté pour son point
éloigné, une lentille convexe appropriée, en arrière du miroir, pour rendre parallèles les rayons divergents. Cependant
s'il s'accommode pour un point suffisamment rapproché, il
sera à même de réunir les rayons divergents sur sa rétine,
sans l'aide d'une lentille correctrice. L'image renversée de
l'œil représenté figure 16 (et dont la myopie $= \frac{1}{4}$) se verra à la
distance d'envison 7 à 8 pouces, parce que l'entrecroise-
ment des rayons en c fait que le rayon supérieur, e, devient
le rayon inférieur et que le rayon inférieur, d, devient le
rayon supérieur après qu'ils se sont entrecoupés.

2. Pour examiner un œil myope à l'image droite, il est
nécessaire de placer une lentille concave de numéro conve-

nable en arrière du miroir, de manière à obtenir une image distincte du fond ; plus la myopie est intense, plus ce verre concave doit être fort et plus l'observateur doit se rapprocher de l'œil. La puissance de cette lentille concave correctrice nous mettra aussi à même de mesurer approximativement le degré de la myopie [1], qui sera toujours un peu inférieur à la force de la lentille correctrice. Supposons, par exemple, que l'œil de l'observateur soit emmétrope et qu'il ne fasse pas agir sa force d'accommodation, et que la myopie du patient $= \frac{1}{6}$ (c'est-à-dire que les rayons émanant d'un point lumineux de sa rétine viendront concourir en un foyer à 6 pouces en avant de son point nodal). Cela étant, si l'œil de l'observateur est situé à 2 pouces en avant du centre optique de l'œil du malade, les rayons réfléchis par le fond oculaire de ce dernier arriveraient à l'œil de l'observateur dans une direction si divergente qu'ils se réuniraient en un foyer à 4 pouces au delà, et qu'un verre concave de 4 pouces les réunirait sur sa rétine. Si donc, à la distance qui sépare les centres optiques des yeux de l'observateur et du patient (2 pouces), nous ajoutons la longueur focale de la lentille correctrice (4 pouces), le résultat nous donne le degré de la myopie, soit $\frac{1}{6}$.

L'examen d'un œil myope à l'image renversée montre, comme l'a fait remarquer le premier M. Hutchinson, que les dimensions du disque optique paraissent s'accroître à mesure que la lentille objective se recule de l'œil du patient, tandis que, dans l'hypermétropie, elles diminuent. Le champ

---

[1] Le lecteur trouvera une explication très-complète et fort claire de la détermination de l'état de la réfraction, à l'aide de l'ophthalmoscope dans l'ouvrage de Mauthner, *Lehrbuch der Ophthalmoscopie.*

de vision apparaîtra plus petit et l'image sera plus rapprochée de l'œil de l'observateur que si l'on avait affaire à un œil emmétrope. L'image est aussi de coloration moins éclatante, et moins éclairée, mais évidemment plus grande, car il est impossible d'embrasser, comme on le fait pour l'œil emmétrope (à égalité d'ouverture de la pupille), tout l'ensemble du disque optique d'un seul regard, on n'en voit qu'une portion. Avec le mode d'examen indirect, l'image du disque est moins grande que celle de l'œil emmétrope, parce qu'elle se forme plus près de l'objectif.

Marche. — L'évolution de la myopie est très-variable. Tantôt ses progrès sont marqués et rapides, tantôt sa marche est lente et insidieuse ; dans les cas les plus favorables, elle devient stationnaire à l'âge adulte. Cependant en général elle est quelque peu progressive, particulièrement entre les âges de 15 à 25 ans ; elle a souvent ce caractère prononcé dans la variété héréditaire, ou chez les malades qui fatiguent leur vue à lire, à coudre, etc. Un degré modéré de myopie stationnaire ou lentement progressive n'occasionne que peu d'incommodité au malade ; les choses sont bien différentes quand elle est de degré très-considérable et qu'elle s'avance d'une manière marquée et rapide, car dans ce dernier cas elle s'accompagne à peu près toujours de symptômes d'irritation et d'inflammation des tuniques internes du globe oculaire, qui se traduisent par de la rougeur, de la chaleur et de la névralgie ciliaire pendant le travail de près prolongé. Il faut toutefois se garder de confondre ces symptômes avec ceux de l'asthénopie musculaire, qui dépend de la faiblesse des muscles droits internes.

Pronostic. — Il est de grande importance pour le pronostic et le traitement de la myopie d'en surveiller attentivement la marche et de déterminer et noter exactement dès le début le degré de cette affection, de manière à être en mesure de déterminer immédiatement, lors d'une observation ultérieure, si la maladie est demeurée stationnaire, ou si elle a progressé, et dans le dernier cas de pouvoir noter l'étendue et le degré de l'aggravation.

Selon une idée populaire, la myopie diminuerait dans la vieillesse, c'est une erreur. Cette erreur tient en partie à ce qu'autrefois on croyait possible de déterminer le degré de myopie par la position du point rapproché de vision distincte et non par celle du point éloigné, comme on le fait aujourd'hui. Il est d'évidence immédiate que dans les cas de myopie légère $\left(\text{soit } \frac{1}{16}\right)$ le point rapproché peut, avec l'âge, se reculer de l'œil, et aller à 10, 12 pouces peut-être ; l'œil sera de la sorte devenu presbyte, et le malade supposera que sa myopie a décru. La diminution croissante de l'ouverture de la pupille, que l'on remarque dans la vieillesse, tend encore à améliorer la vision distante de l'œil myope, en diminuant les cercles de diffusion sur la rétine et rendant ainsi l'image plus distincte et mieux définie. De plus, les altérations séniles (sclérosis) que subit le cristallin avec l'âge, peuvent suffire pour atténuer considérablement la myopie dans un œil très-légèrement atteint ; l'on voit même des cas où ce faible degré de myopie se trouve ainsi presque neutralisé.

Il n'y a rien à redouter d'une myopie légère, stationnaire. Mais le cas est bien différent si la maladie est progressive, en effet, elle est toujours alors une source de danger pour l'œil. Donders insiste sur ce point important en termes décisifs et puissants. « Les mêmes causes, dit-il, qui déterminent la myopie, sont encore plus favorables au développement ultérieur de cette affection. J'ai toujours mis beaucoup de soin à en surveiller l'évolution. Cette surveillance a pour moi une importance spéciale. Le fait vulgaire qu'il suffit aux myopes de peu de lumière pour reconnaître les petits objets, cette circonstance surtout que, dans un âge avancé, ils n'ont pas besoin de lunettes pour voir les objets rapprochés, ont donné lieu au préjugé si universellement répandu que les yeux atteints de myopie doivent être considérés comme des organes particulièrement forts. C'est une erreur que partagent même bon nombre de médecins. Mais une triste expérience n'est venue que trop souvent convaincre l'oculiste du contraire. Je n'hésite pas pour ma part à affirmer que l'œil myope n'est pas un œil sain. Il y a dans cet organe plus qu'une simple anomalie de réfraction. Si cette anomalie représente la caractéristique optique de la myopie, le prolongement de l'axe visuel en constitue la particularité anatomique, et celle-ci dépend d'une extension morbide des membranes. Cette extension a-t-elle atteint un certain degré, les tuniques sont si atténuées, leur résistance est tellement diminuée que l'extension ne saurait rester stationnaire, d'autant moins que, dans l'œil myope, la tension des liquides est généralement exagérée. A cette lésion progressive correspond une myopie progressive qui est une vraie maladie de l'œil.

« D'après ce qui précède, il est facile de comprendre que les degrés intenses de myopie resteront moins volontiers stationnaires que les degrés modérés ; on les voit en effet continuer de se développer, même à une époque plus avancée de l'existence, avec l'atrophie croissante des membranes. Dans le principe il n'y a guère de myopie qui ne soit pas progressive ; souvent alors le mal en s'aggravant s'accompagne de symptômes d'excitation. C'est la période critique pour l'œil myope ; la maladie ne s'exagère-t-elle pas d'une manière trop considérable, elle peut demeurer stationnaire et même décroître avec l'âge ; une fois qu'elle s'est développée à un haut degré, il est difficile d'en fixer les limites ultérieures. C'est donc surtout à cette période qu'il faut éviter les causes excitantes mentionnées plus haut. Je ne saurais assez insister sur ce point. Toute myopie progressive est menaçante pour l'avenir. Lorsqu'on ne l'entrave pas dans sa marche, l'œil ne tarde pas, au milieu de symptômes importuns, à s'affaiblir au point qu'il n'est pas rare de constater, à l'âge de 50 ou 60 ans, sinon beaucoup plus tôt, la perte irrévocable de la vision, due soit à un décollement de la rétine par épanchement de sang, soit à l'atrophie et à la dégénérescence de la tache jaune. »

Traitement. — Il est de grande importance dans la myopie de choisir les verres avec soin et exactitude, il n'importe pas moins de se guider pour ce choix d'après les particularités individuelles de chaque cas. Des verres mal appropriés, et péchant surtout par un excès de force, pourraient en effet se montrer très-nuisibles pour les yeux.

Lorsqu'on se propose de choisir des lunettes pour des myopes, il faut avant tout déterminer avec exactitude le degré de myopie, en s'assurant de la position du point éloigné. L'on a constaté, par exemple, que le malade a la vue tellement courte qu'il lui est impossible de déchiffrer le n° CC à la distance de 20 pieds. — Il faut déterminer alors la distance la plus reculée où le n° I se laisse lire avec aisance et facilité.

Supposons que le malade soit capable de lire ce numéro jusqu'à 10 pouces de l'œil, son point distant (r) se trouve par conséquent à 10 pouces, et sa myopie $= \dfrac{1}{10}$. Une lentille concave de 10 pouces de foyer lui permettrait de réunir les rayons parallèles sur la rétine, puisque ce verre donnerait aux rayons parallèles la même divergence qu'ils auraient s'ils émanaient d'un objet situé à 10 pouces en avant de l'œil. La position du point éloigné nous indique en même temps le numéro du verre qui convient au malade pour la vision distante. Dans le cas en question ce serait le verre concave du n° 10 environ. Mais si, théoriquement parlant, ce cas réclame un verre de 10 pouces de foyer, en pratique, on le trouverait un peu trop fort. Cette différence s'explique par la convergence des axes optiques, qui empêche l'œil de s'accommoder pour son point éloigné, point qui ne saurait s'atteindre qu'en regardant les objets distants avec des axes optiques parallèles. Il en résulte que dans le cas ci-dessus le malade a besoin pour voir à distance du n° 12 environ.

Il est facile de vérifier si, oui ou non, le verre ainsi trouvé convient bien à la vue du malade. L'épreuve consiste à s'assurer s'il est capable avec cette lentille de lire distinctement le n° XX à la distance de 20 pieds. Dans le cas supposé la lentille d'épreuve serait à peu près du n° 12 concave. L'on constate qu'avec ce numéro, le malade lit couramment et avec facilité chacune des lettres du n° XX. Il faut alors placer, en avant des lunettes, alternativement des lentilles concaves et convexes très-faibles, et voir quel en sera l'effet. Les verres légèrement concaves améliorent-ils la vision, les lunettes du n° 12 sont trop faibles ; elles sont trop fortes, si, au contraire, la vue est meilleure avec les verres convexes. Dans le cas où l'interposition de ces verres concaves ou convexes serait indifférente, c'est que les lunettes seraient bien choisies. Donnons quelques exemples à l'appui de cette manière de faire.

A... s'adresse à nous avec une myopie de $\frac{1}{10}$. Nous lui donnons des verres concaves de 10 pouces de foyer et l'invitons à lire le n° XX à 20 pieds de distance. Il parvient à lire ce numéro, cependant les lettres n'ont pas toute la netteté, toute la perfection voulue. Nous constatons que l'interposition du verre convexe n° 60 entre les lunettes et le papier rend les caractères plus distincts ; le convexe n° 50 améliore la vision encore plus, chacune des lettres se détache plus clairement sous l'influence de cette lentille ; mais le verre convexe n° 40 les rend plus confuses. Nous en concluons que le verre primitif (le concave n° 10) est un peu trop fort ; celui qui convient exactement à la vue du malade s'obtiendra en déduisant 50 du premier. Le verre requis est donc $\frac{1}{10} - \frac{1}{50} = \frac{1}{12}\,1/2$.

En effet avec le verre convexe n° 13 tous les verres convexes et concaves interposés restent indifférents, la vue n'en reçoit aucune amélioration. Le malade a donc bien le numéro qu'il lui faut.

B... vient également nous trouver avec une myopie $= \frac{1}{10}$. Nous le soumettons comme A à l'épreuve du verre concave n° 10. Toutefois chez lui les verres convexes rendent la vision plus confuse, ce sont les verres concaves qui l'améliorent, le n° 50 par-dessus tout ; il faut donc ajouter ce numéro au verre primitif (n° 10) qui était trop faible. $\frac{1}{10} + \frac{1}{50} = \frac{1}{8}\,1/3$ sera par conséquent la lentille voulue. En effet avec le verre concave n° 9, nous constatons que la vue n'est plus améliorée par l'interposition de lentille, ni concave, ni convexe. Le n° 9 est donc bien le verre convenable. On peut poser comme règle que le verre *le plus faible* avec lequel le malade peut voir distinctement à distance est celui qu'il faut donner.

Une personne ayant la vue basse peut désirer avoir des lunettes qui lui permettent de distinguer les objets à la distance d'environ 2 pieds (par exemple la musique pour jouer du piano). Supposons que sa vue réclame le verre concave n° 12 pour les objets distants. Comment trouver le numéro convenable pour la vision à 2 pieds de distance ? C'est bien simple : si la myopie égale à peu près $\frac{1}{12}$, le numéro requis pour les objets situés à 24 pouces se trouvera ainsi : $-\frac{1}{12} + \frac{1}{24} = -\frac{1}{24}$. Ainsi c'est le concave n° 24 qui sera le verre demandé.

On trouverait de la même manière les verres exigés pour lire à 1 pied de distance dans un cas de myopie $= \frac{1}{6}$: $-\frac{1}{6} + \frac{1}{12} = -\frac{1}{12}$. Il faudrait donc des verres concaves n° 12. Toutefois, l'expérience montrerait que le malade réclame un verre un peu plus faible, parce que la convergence des axes optiques pour un point situé à 12 pouces nécessite déjà une accommodation pour un point plus rapproché.

Le degré de force de l'accommodation, que possède le malade, a une influence des plus grandes sur le choix des lunettes, et sur la question de juger s'il est opportun ou non qu'il en porte pour les objets rapprochés, aussi devons-nous maintenant voir en quelques mots comment se détermine l'amplitude de l'accommodation dans un œil myope; il existe deux procédés :

1. Nous engageons le malade à lire le n° I des caractères d'épreuve, et pendant ce temps, éloignant et rapprochant alternativement les lettres de l'œil, nous notons son point rapproché (p) et son point éloigné (r). Admettons que $p = 3''$ et $r = 6''$. La portée de l'accommodation se trouve à l'aide de la formule :

$$\frac{1}{A} = \frac{1}{P} - \frac{1}{R}, \text{ donc } \frac{1}{A} = \frac{1}{3} - \frac{1}{6} = \frac{1}{6}$$

2. Cependant, dans ces derniers temps, Donders a donné la préférence à la méthode suivante. — Il donne au malade les verres capables de neutraliser la myopie et de lui permettre de voir distinctement les objets éloignés (c'est-à-dire que l'influence de ces verres laisse les rayons parallèles concourir sur la rétine). Supposons que ce soit le n° 10 (concave) le verre le plus faible avec lequel le malade ait la possibilité de lire le n° XX d'une manière parfaite et tout à fait nette, à 20 pieds de distance. Son point éloigné sera donc, avec l'addition du verre concave n° 10, à une distance infinie (∞). Voyons maintenant quelle est la distance la plus courte à laquelle, aidé du même verre, le malade est capable de lire le n° I avec aisance et commodité; c'est à 5 pouces je suppose : $\frac{1}{A} = $ donc $\frac{1}{5}$, car $r = \infty$, $p = 5$, $\frac{1}{A} = \frac{1}{5} - \frac{1}{\infty}$

$= \frac{1}{5}.$

Le grand avantage de cette méthode, c'est que le malade s'accommode réellement pour son point éloigné, ce qui n'a pas lieu avec l'autre procédé ; en effet, la convergence (des axes optiques) à 6 pouces est telle que le malade ne peut pas relâcher assez son accommodation pour que l'œil s'adapte pour son point éloigné.

Dans la détermination du degré de myopie, et l'examen de la portée de l'accommodation, on peut examiner les deux yeux ensemble, mais il ne faut jamais omettre de les essayer isolément. En effet, si dans la majorité des cas la myopie est à peu de chose près du même degré dans les deux yeux, on n'en rencontre pas moins parfois une différence notable, qui peut exiger des verres de foyer différent pour chaque œil. C'est une question que nous traiterons complétement à l'article consacré aux lunettes.

Souvent les personnes qui ont la vue basse demandent si elles peuvent porter des lunettes pour voir à distance, ou s'il n'y aurait pas dans cette pratique un danger pour la vue, un risque d'aggraver rapidement la myopie. Qu'elles se rassurent, des verres convenables pour la vision à distance ne sauraient avoir d'inconvénient. En effet, ces verres neutralisent la myopie et convertissent les yeux en organes emmétropes, en les rendant capables de réunir les rayons parallèles sur la rétine. Cependant l'on aura la précaution de prescrire le verre le plus faible sous l'influence duquel le malade est à même de voir nettement et distinctement les objets éloignés, afin qu'il n'ait qu'un minimum d'effort à demander à la force accommodatrice et qu'il ne soit pas obligé de la soumettre à une tension excessive pour la vision des objets rapprochés. Car il ne faut pas l'oublier, le malade n'aura que rarement besoin d'exercer la vision à distance pendant une certaine longueur de temps, il s'agit pour lui de voir alternativement des objets éloignés et des objets rapprochés ; tantôt il voudra regarder quelque chose au côté opposé de la rue, tantôt examiner une devanture de boutique, ou observer des objets à portée de la main. Or, si les verres sont trop forts, le voilà déjà obligé de mettre en œuvre au delà du minimum de son pouvoir d'accommodation pour voir de loin ; cela étant, la vision des objets voisins réclamera un effort plus considérable (peut-être sera-t-il obligé de dépenser à peu près toute son énergie d'accommodation). Cette dépense ne tarderait pas à se traduire par une exagération de la myopie.

Lorsque le degré de myopie n'est que modéré, que l'étendue de l'accommodation est bonne, l'on peut autoriser l'emploi de verres neutralisant entièrement la myopie, c'est-à-dire de verres qui le mettent en état de voir à distance aussi bien qu'un œil normal, et rendront son œil emmétrope. Quand le malade est jeune, que sa force accommodatrice est convenable et que la myopie est de degré modéré, de semblables verres peuvent se porter non-seulement pour la vision des objets éloignés, mais même pour les objets voisins, comme dans l'action de lire, d'écrire, de coudre, etc. De fait, Donders a trouvé que la myopie, dans ces circonstances, a très-peu de tendance à progresser, et il faut, à son avis, que le myope se mette à porter de bonne heure des lunettes appropriées.

Mais, dans le cas de myopie intense $\left(\frac{1}{5} \text{ ou } \frac{1}{6}\right)$, compliquée d'une diminution de la force accommodatrice, et d'un affaiblissement de la vision, il serait peu judicieux de neutraliser complétement l'infirmité. L'on doit alors donner au malade des verres plus faibles, en lui permettant de se servir d'un binocle qu'il tiendra devant ses lunettes dans les moments où il aura besoin de voir avec une grande netteté un objet éloigné.

Supposons que des personnes désirent des lunettes qui leur permettent de voir des objets à une distance de 18 à 25 pouces, pour lire la musique, je suppose, en jouant du piano, le mieux sera généralement de leur donner des verres qui amènent leur point éloigné à la distance en question, car, pour peu que la myopie soit considérable, l'usage de lunettes qui la neutraliseraient complétement pourrait avoir l'inconvénient de diminuer la grosseur des notes et de rendre la musique plus ou moins indistincte et difficile à déchiffrer.

Faut-il permettre aux myopes de se servir de verres pour lire, écrire, etc., c'est une question qui n'est pas encore complétement hors de litige. Avec une myopie de degré assez modéré pour que la personne ne soit pas obligée d'approcher les objets de très-près, les verres ne sont pas nécessaires. Or, c'est précisément dans ces cas que la myopie peut être complétement neutralisée et que les lunettes offrent de l'avantage pour la vision à toutes les distances. Quand la myopie est intense, que le point distant se trouve très-près de l'œil, et nécessite que l'objet vienne à une grande proximité de l'organe, il est avantageux de donner au malade des verres qui reculeront le point éloigné à la distance de 14 à 16 pouces, et éviteront au malade la nécessité de se pencher, surtout si l'on a affaire à une personne de haute taille et qui écrive beaucoup. L'habitude de se pencher fait affluer le sang dans l'œil et exagère la tension des liquides contenus dans cet organe, circonstances qui ont une tendance considérable et non douteuse à favoriser le développement de la scléroticochoroïdite postérieure, des épanchements de sang et le décollement de la rétine, qui surviennent si volontiers chez les personnes atteintes de vue basse. C'est pourquoi l'on doit toujours conseiller aux myopes de lire avec la tête rejetée le plus possible en arrière et d'écrire sur un pupitre incliné.

Ce n'est pas tout, la forte convergence des axes optiques qui a lieu quand l'objet a besoin d'être tenu près de l'œil, est encore une source considérable de danger, car elle s'accompagne toujours d'une exagération de tension du globe oculaire et de l'accommodation. Cette dernière action est indépendante du mécanisme de la convergence, elle lui est concomitante et, comme elle se passe dans l'intérieur même de l'œil, elle peut facilement provoquer l'aggravation de la myopie. En outre, la pression des muscles sur le globe oculaire est plus grande quand les axes optiques sont convergents que lorsqu'ils sont parallèles ; or, cette augmentation de pression ne peut que tendre à exciter le développement du staphylome postérieur et en accélérer les progrès. L'exagération de tension du globe de l'œil est particulièrement marquée quand les muscles droits internes sont affaiblis, et rendent ainsi la convergence des axes optiques plus difficile.

Or, en permettant aux personnes affligées d'un semblable degré de myopie, l'usage de lunettes qui les mettent à même de lire et d'écrire à la distance de 14 à 16 pouces, nous faisons disparaître la nécessité d'une convergence considérable des axes optiques, elles n'ont plus besoin d'incliner la tête, et ne sont plus exposées aux dangers qui en résultent.

Mais, d'autre part, on peut objecter que c'est précisément dans la vision des objets voisins que les myopes ont de l'avantage, puisqu'ils ont la faculté de voir de près avec une netteté remarquable. Le grand danger consiste en outre en ce que, après avoir lu pendant quelque temps à l'aide de lunettes, le malade, éprouvant une certaine fatigue, a de la tendance, au lieu d'écarter le livre, à le rapprocher davantage pour obtenir des images rétiniennes de plus grandes dimensions, d'où il résulte que son pouvoir d'accommodation se trouve forcé et exagéré. Si, par exemple, nous donnons à un malade, dont le point éloigné se trouve à 8 pouces, une paire de lunettes qui le mette en état de lire à 12, 14 pouces, au bout de peu de temps, à moins d'une très-grande attention, il rapprochera presque insensiblement le livre de ses yeux et se trouvera ainsi contraint de réclamer davantage de sa faculté accommodatrice. Cet effort, en se répétant, aurait bien vite exagéré la myopie.

Les lunettes peuvent encore être employées pour la vision rapprochée, par les malades dont la myopie s'accompagne d'asthénopie musculaire (dépendant de l'insuffisance ou de la faiblesse des muscles droits internes) qui se manifeste aussitôt que le malade a travaillé, pendant un temps assez court, à des objets rapprochés.

Voilà des formes de myopie où il y a parfois avantage à tolérer l'emploi des lunettes pour la vision rapprochée ; mais il faut les interdire dans les cas où l'amplitude de l'accommodation est très-limitée, et aux malades atteints d'amblyopie (dépendant généralement de la sclérotico-choroïdite postérieure), à un degré tel qu'ils sont incapables de lire le n° II ou III de l'échelle de Snellen. Les verres diminuant la grosseur des lettres, le malade, pour les voir sous un angle visuel plus grand, les rapprochera beaucoup, d'où la nécessité de forcer considérablement l'accommodation, la pression intra-oculaire augmentera et les résultats fâcheux n'en seront que trop certains. Gardons-nous donc d'autoriser l'emploi des lunettes pour les objets rapprochés, dans les cas compliqués d'une amblyopie intense.

Lorsque la myopie est très-considérable, on observe généralement que le malade ne se sert que d'un œil pour la vision rapprochée, la convergence des axes optiques se trouve ainsi annulée. Voici ce que dit Donders à ce propos : « C'est là, à mon avis, souvent une condition désirable : dans la myopie intense, la vision binoculaire perd sa valeur et la tension qu'elle nécessiterait ne saurait qu'être nuisible. Dans les cas semblables, nous ne tolérons pas l'emploi des lunettes pour la lecture; d'abord, parce que l'acuité de la vue ayant généralement diminué, la déperdition de lumière qu'entraîne l'usage des verres concaves devient alors gênante ; en second lieu, parce que la convergence des axes optiques et la vision binoculaire, conséquences de la rétrocession de r (le point éloigné), pourraient nécessiter des efforts fâcheux. Dans tous les cas, les lunettes doivent être assez faibles pour que l'on n'ait pas à redouter ces résultats. »

La question de la forme des lunettes sera traitée (chap. x) dans un chapitre spécial, en même temps que celle de savoir si elles sont préférables aux monocles.

CHAPITRE IV

Nous avons déjà dit que cette affection ne fait que rarement défaut dans les degrés les plus considérables de la myopie et qu'elle doit être regardée comme une grave complication qui, lorsqu'elle est progressive, peut amener de très-sérieuses conséquences. Elle est si fréquente que sur 1,000 cas d'amblyopie, 420, d'après Von Græfe, dépendaient de cette lésion.

Symptomatologie. — Le globe de l'œil se montre souvent plus volumineux, plus saillant et de forme ovoïde; les paupières s'écartent davantage l'une de l'autre, symptôme qui appelle particulièrement l'attention quand il n'y a qu'un seul œil affecté. La forme du globe est modifiée; il paraît allongé dans son diamètre antéro-postérieur, il est plus ovoïde et l'infundibulum ou cavité qui, dans l'œil normal, se remarque entre l'angle externe et le globe oculaire (dans le mouvement exagéré d'adduction de cet organe) a disparu, de telle sorte que le segment postérieur de la sphère semble allongé et carré ; souvent ce segment présente en même temps une teinte bleuâtre. La maladie est-elle considérable, les mouvements latéraux des yeux sont fréquemment restreints dans une certaine mesure. Beaucoup de malades se plaignent d'un sentiment de tension et de plénitude de l'œil, il leur semble, disent-ils souvent, que l'organe est devenu trop gros pour l'orbite, ils éprouvent encore parfois des douleurs circumorbitaires et intra-oculaires plus ou moins intenses.

Ce n'est toutefois qu'à l'aide de l'ophthalmoscope que l'on arrive à diagnostiquer la maladie d'une manière positive, car une élongation postérieure considérable du globe oculaire (staphylôme postérieur) peut exister sans aucune apparence de sclérectasie postérieure.

Les apparences ophthalmoscopiques sont généralement très-marquées et des plus significatives. Le symptôme caractéristique est un croissant d'un blanc brillant situé à la périphérie de la papille du nerf optique, généralement au côté externe (dans l'image renversée il apparaîtra naturellement du côté nasal du malade). Ce croissant a une étendue fort variable, depuis un petit arc blanc jusqu'à une large zone qui fait parfois tout le tour du nerf optique et embrasse même la région de la tache jaune; c'est toujours dans cette dernière direction qu'il s'étend davantage [1]. Son contour est tantôt net et bien défini, tantôt irrégulier et se perdant graduellement dans les tissus sains environnants. On voit çà et là à sa périphérie des plaques irrégulières de pigment, parfois sa surface elle-même en est parsemée, de telle sorte qu'il paraît recouvert de petits îlots foncés d'étendue et de forme variables. Le fond du croissant est d'un blanc telle-

---

[1] Il faut se garder toutefois de considérer comme un signe de sclérectasie postérieure, l'apparition au bord du disque de tout petit filet blanc; car il en est qui résultent simplement d'un léger éloignement de la choroïde de la papille; éloignement qui permet à la lumière après avoir traversé la rétine de se réfléchir en ce point sur la sclérotique dénudée, et offre ainsi à l'observateur l'apparence d'un rebord blanc brillant. Mais cet arc est très-étroit, et ne s'accompagne d'aucun signe d'atrophie choroïdienne, plaques irrégulières de pigment, etc., à son pourtour.

ment éclatant que le disque, par contraste, paraît d'un rose anormal. Cette blancheur permet de suivre plus distinctement les petits vaisseaux rétiniens, et leurs subdivisions se dessinent avec plus de netteté sur le croissant que sur le fond voisin. Ce croissant blanc est dû à l'amincissement ou à l'atrophie du stroma de la choroïde (on a même vu parfois cette membrane faire complétement défaut en ce point) ; les cellules pigmentaires ne sont pas nécessairement détruites, mais il y a une absence de molécules de pigment, car les plaques noires irrégulières que nous avons mentionnées ci-dessus sont des agglomérations pathologiques de cette matière. La perte de pigment et l'atrophie ou l'amincissement du stroma de la choroïde font briller la sclérotique à travers la choroïde, et c'est cette transparence qui prête au croissant sa blancheur éclatante. C'est encore au manque de pigment qu'est due la sensation d'éblouissement qu'éprouve le malade à une vive lumière. L'amblyopie, symptôme fréquent de cette maladie, dépend sans doute aussi en partie de cette circonstance, car les lunettes bleues rendent souvent de grands services aux malades affectés de la sorte. Généralement cependant, l'amblyopie tient souvent au trouble de la circulation intra-oculaire produit par l'état de congestion chronique du système veineux de l'œil. Aussi constate-t-on, dans la plupart des cas, que les moyens déplétifs et particulièrement les sangsues artificielles améliorent considérablement la vue.

En général, la rétine ne souffre de ce défaut de pigment choroïdien qu'en ce sens que la netteté de la perception éprouve un léger affaiblissement. La « tache aveugle » qui répond au disque optique est quelque peu agrandie, mais cet accroissement ne répond nullement à l'étendue du croissant

et la vision n'est qu'affaiblie, non détruite, dans ce prolongement de la lacune rétinienne. Mais parfois il survient
dans la rétine une grande irritabilité qui donne lieu à une
amblyopie considérable et trouble beaucoup la vision, en
même temps qu'elle provoque la photopsie et un sentiment
de douleur et de tension dans l'œil, quand le malade veut
lire, etc.

La maladie peut rester stationnaire ou progresser. Dans
le premier cas, la myopie ne s'exagère point ; les douleurs
circumorbitaires et intra-oculaires diminuent ou cessent, et
l'ophthalmoscope permet de constater que le croissant n'augmente pas d'étendue et parfois qu'il s'est fait de nouveau un
dépôt régulier de pigment.

Les choses sont très-différentes quand la maladie progresse,
ce qui a lieu généralement pour peu que l'atrophie soit avancée. On constate alors que la myopie augmente avec plus
ou moins de rapidité ; la vision s'obscurcit ou s'affaiblit
considérablement, souvent les malades sont continuellement
obsédés par des « taches noires » qui leur voltigent devant
les yeux ; ces taches peuvent prendre toutes sortes de formes
fantastiques et sont dues à des opacités de l'humeur vitrée.
D'autres fois ils sont tourmentés de sensations lumineuses :
ils voient des pluies d'étoiles brillantes, des traits de feu,
symptômes de l'irritation du nerf optique et de la rétine ; la
lumière les éblouit de plus en plus, en raison de l'augmentation de l'atrophie choroïdienne et de la perte du pigment.
Mais, comme au début, c'est encore l'ophthalmoscope qui
nous renseigne le mieux sur les progrès de l'affection. Les
bords du croissant montrent des symptômes d'hyperémie et
d'irritation et deviennent irréguliers et mal définis. De pe-

tites plaques blanches se présentent autour de lui (indices de l'atrophie progressive de la choroïde); peu à peu ces plaques, augmentant d'étendue, finissent par se confondre les unes avec les autres et par se réunir avec le croissant originel, de telle sorte que ce dernier peut à la longue s'étendre tout autour du disque ; la papille se trouve ainsi entourée d'un anneau blanc, éclatant, plus ou moins large, mais qui s'étend principalement dans la direction de la tache jaune. Dans de semblables cas, un observateur superficiel pourrait interpréter la lésion en supposant que le point d'entrée du nerf optique s'est légèrement dilaté en même temps que ce nerf (par suite de son aspect blanc) s'est atrophié. Il suffit cependant d'un peu d'attention pour distinguer la papille de la zone blanche ; en effet, le disque paraît d'un rose anormal, par un effet de contraste avec la blancheur éclatante de l'anneau qui l'environne ; les vaisseaux sont aussi plus faciles à suivre sur celui-ci que sur la papille.

Enfin de semblables phénomènes se présentent également dans la région de la tache jaune. On voit apparaître de petits points blancs qui s'étalent et arrivent à se confondre, donnant au tout l'apparence d'espaces réticulés alternativement blancs et noirs ; les taches blanches ne sont autres que la sclérotique dont l'éclat se transmet à travers la choroïde atrophiée dans son stroma et sa couche pigmentaire. Von Græfe est d'avis qu'en cet endroit la rétine participe plus rapidement à la maladie que dans les autres points, parce qu'elle y est plus mince. Lorsque l'atrophie de la choroïde progresse à la fois dans la région de la tache jaune et autour du disque optique, les deux processus peuvent aller graduellement à la rencontre l'un de l'autre (laissant entre eux de moins en moins de tissu sain) jusqu'à ce qu'ils finissent par se confondre et former une grande plaque blanche.

L'envahissement de la tache jaune par la maladie altère en général beaucoup la vision, et les malades se plaignent alors de voir constamment sur les objets qu'ils regardent une ou plusieurs taches immobiles et plus ou moins centrales (scotomes). Il importe de remarquer que ces taches peuvent être apparentes pour le malade, longtemps avant que l'ophthalmoscope fasse découvrir des altérations correspondantes dans la région de la tache jaune.

Von Græfe a noté le fait important que l'amaurose dans la sclérectasie postérieure est quelquefois due à l'excavation du nerf optique par l'accroissement de la tension intra-oculaire. Le glaucôme s'est alors surajouté à la maladie primitive.

« L'œil [1] présente alors les symptômes suivants : le globe a une dureté anormale, les vaisseaux de la sclérotique peuvent offrir une certaine injection ; la chambre antérieure a ses dimensions normales, la pupille est large. A l'examen ophthalmoscopique, le nerf optique montre des symptômes d'excavation. Le bord du disque optique, contigu à l'arc, qui jusque-là était assez indistinct pour que, dans certains cas, il fût difficile de déterminer la limite réelle de ce disque, redevient alors nettement défini. Mais on ne remarque pas de changement notable dans la position des vaisseaux, ils ne sont que légèrement déplacés et recourbés au bord de l'excavation, celle-ci s'étend jusqu'à la périphérie du nerf et c'est là ce qui la distingue de la cupule physiologique qui est confinée au centre du disque. Von Græfe ne rencontra

---

[1] Voyez l'ouvrage de l'auteur, *Glaucoma and its cure by Iridectomy*, p. 40.

d'abord cette condition glaucomateuse, surajoutée à la scléro-choroïdite, que chez des personnes d'un certain âge, atteintes d'une myopie très-prononcée, qui avait augmenté rapidement pendant leur jeunesse, mais qui était ensuite demeurée à peu près stationnaire. Chez les sujets un peu âgés, cette complication peut être due à ce que, en s'épaississant avec les années, la sclérotique perd de son élasticité et ne saurait, comme elle le faisait auparavant, céder à l'exagération de la pression intra-oculaire et bomber en arrière (au staphylôme postérieur); or, comme le point d'entrée du nerf optique est à peu près la partie la moins résistante, cette région reculera devant la pression et s'excavera. Chez les vieillards l'excavation n'est généralement pas profonde. Dans ces derniers temps, cependant, il a vu quelques cas de glaucôme compliquer la sclérectasie postérieure chez de jeunes sujets ; chez tous, les yeux apparaissaient très-proéminents, la myopie variait de $\frac{1}{8}$ à $\frac{1}{2}$ 1/2 ; les symptômes de l'accroissement de tension étaient modérés et plus légers que dans les cas appartenant à des individus plus âgés ; chez deux la pression ne paraissait même nullement augmentée. L'excavation était profonde et abrupte. Généralement les deux yeux étaient attaqués simultanément.

« Dans ces cas, l'iridectomie se montre également très-avantageuse; grâce à elle, des yeux qui seraient perdus complétement conservent leur faculté visuelle. Mais il faut recourir de très-bonne heure à l'opération, parce que l'on n'a aucun autre moyen d'arrêter la marche du mal. On aura grand soin de laisser l'humeur aqueuse s'écouler très-lentement pour éviter l'hémorrhagie intra-oculaire, le décollement de la rétine, etc., accidents que la maladie primitive provoquerait dans ces cas avec une grande facilité [1]. »

Complications. — Opacités du corps vitré. — L'humeur vitrée subit presque toujours quelques altérations dans la sclérectasie postérieure ; de fait, von Græfe est d'avis que les 2/3 des affections de cet organe sont dus à cette maladie. Généralement il ne devient fluide que dans la partie postérieure près de la rétine, cependant on voit dans des cas rares, le synchysis s'étendre à la totalité de l'humeur vitrée.

Il est d'une grande importance pratique de distinguer entre les opacités pathologiques de l'humeur vitrée et les sensations subjectives et physiologiques, connues sous le nom de mouches volantes, qui se rencontrent dans des yeux parfaitement sains (myiodopsie). Ces dernières images prennent les formes et les apparences les plus variées. Tantôt ce sont de petits disques ou cercles transparents, qui peuvent être isolés ou disposés en groupes ; tantôt on dirait des chapelets de perles brillantes ou des filaments flottant çà et là dans le champ de la vision et dans toutes les directions. Ce sont généralement des petits filaments en chapelet ou des groupes de granulations tenus en suspension dans l'humeur vitrée qui nous apparaissent ainsi ; ils sont purement physiologiques et se rencontrent plus ou moins dans tous les yeux. Ils sont d'une telle ténuité qu'ils échappent complétement à l'ophthalmoscope ; aussi cet instrument est-il fort précieux pour le diagnostic des *mouches volantes* physiologiques et pathologiques; en effet, dès qu'il nous révèle la présence d'opacités dans le corps vitré, quelque légères qu'elles puissent être, nous sommes en droit de les considé-

---

[1] Helmholtz, *Physiologische Optik*, p. 150.

rer comme des produits pathologiques. Je dois cependant dire en passant que certaines altérations de la choroïde et de la rétine peuvent donner naissance à des taches sombres immobiles dans le champ visuel (c'est ce qu'on appelle les *scotomes*). Mais nul observateur attentif ne confondrait ces scotomes avec les opacités en question.

Les mouches deviennent très-évidentes quand on regarde un objet clair et vivement éclairé, comme le ciel brillant, un mur très-blanc ou le champ brillamment illuminé du microscope, tandis qu'à un faible éclairage les corps flottants se laissent voir difficilement, sinon point du tout. Ces images s'exagèrent encore lorsque les yeux sont fatigués par un excès de travail ou quand la rétine est très-sensible et irritable ; il en est de même souvent à la suite de quelque trouble du système nerveux ou des organes digestifs. On arrive à déterminer approximativement la situation des mouches, comme l'a montré Listing, en faisant regarder le malade à travers l'une des petites ouvertures de l'appareil sténopéique, ou à travers une carte percée d'un trou d'épingle. Lorsqu'on fait mouvoir la carte en haut, par exemple, si les images se déplacent également en haut, les objets sont situés derrière la pupille, tandis qu'ils sont en avant, si les images se dirigent dans la direction opposée. L'objet est d'autant plus éloigné de la pupille que le déplacement est plus considérable [1]. La position des objets peut s'estimer avec une exactitude encore plus grande par le mode d'examen à *double vue* de Donders. Cet auteur emploie un diaphragme percé de deux petites ouvertures, situées à environ une ligne l'une de l'autre, de telle sorte que deux ombres se projettent sur

[1] Helmholtz, *Physiologische Optik*, p. 150.

la rétine et se recouvrent réciproquement environ par moitié [1].

Il faut prendre garde de confondre les mouches qui ont leur siége dans l'humeur vitrée avec les images produites par les cils, les gouttes de mucus et de larmes qui se déposent sur la conjonctive et sur la cornée, et les rayons et les taches situées dans le cristallin. Je renverrai le lecteur pour l'étude complète de cet intéressant sujet des *objets entoptiques*, à l'admirable traité du docteur Jago qui a épuisé la matière [2].

Les personnes qui ont la vue basse sont spécialement troublées par les mouches volantes, car l'étendue des cercles de diffusion qui se forment sur la rétine rend les corpuscules même physiologiques particulièrement marqués et distincts. Il en résulte que souvent ces images deviennent pour le malade la source de l'anxiété et de l'inquiétude les plus grandes. Dans la crainte perpétuelle où il était peut-être déjà de voir la myopie augmenter rapidement et aboutir, sinon à la cécité complète, au moins à un affaiblissement considérable de la vue, l'apparition de ces mouches lui cause souvent une frayeur indicible, l'empêche de songer à autre chose qu'à l'état de ses yeux et le fait observer chaque symptôme avec anxiété. Ces appréhensions se rencontrent plus particulièrement chez les personnes qui ont besoin de leur vue pour gagner leur vie ou qui sont naturellement d'un tempérament nerveux et d'un caractère inquiet. C'est en vain qu'on insiste sur le peu d'importance de ces phénomènes physiologiques; on a beau leur répéter qu'il n'y a là rien de dangereux, les

---

[1] Donders, *Anomalies de l'accommodation et de la réfraction.*

[2] *Entoptics, with its use in Physiology and medicine by James Jago,* m. d. Churchill, 1864.

assurances les plus chaleureuses sont trop souvent inutiles et ne parviennent pas à soulager leur inquiétude. Ils vont alors consulter d'autres personnes qui, dans leur opinion, sont plus compétentes et mieux disposées à comprendre la nature de leur mal. C'est parmi les malades de ce genre que le charlatan trouve ses partisans les plus chauds et ses meilleurs clients. J'ai rencontré plusieurs cas lamentables, dans lesquels des empiriques à réclames avaient jeté l'effroi dans l'esprit de malades qui se plaignaient de mouches volantes, leur assurant que ces sensations dépendaient de quelque désordre secret et qu'à moins d'un traitement rapide et approprié, il allait survenir de l'amaurose, dont elles n'étaient à vrai dire que les symptômes précurseurs les moins douteux. Il faut réconforter les malades de ce genre et détourner autant que possible leur pensée de ces incommodités. On ranimera leur état général à l'aide de fortifiants et l'on fera disparaître toutes les irrégularités des organes circulatoires et digestifs. Les conserves bleu-foncé ou de teinte neutre sont souvent aussi très-utiles, en diminuant l'intensité de la lumière et rendant ainsi les mouches moins visibles.

La meilleure manière de s'assurer de la présence d'opacités dans l'humeur vitrée consiste à examiner l'œil par la méthode directe. On engagera le malade à imprimer au globe oculaire des mouvements répétés dans diverses directions, afin d'agiter et de faire flotter les objets mobiles, et de permettre d'en déterminer le volume et la quantité, de même que pour les faire distinguer des opacités fixes.

Il y a toujours lieu de se préoccuper vivement des opacités de l'humeur vitrée, lorsqu'elles sont nombreuses et très-diffuses et que la myopie est progressive. Les opacités peuvent être d'espèces variées. Le malade ne parlera peut-être d'abord que d'une petite tache sombre dont il ne peut se débarrasser ; ensuite peuvent apparaître des membranes minces, floconneuses, flottant çà et là devant l'œil et prenant, à chaque mouvement, des formes et des positions, différentes. Ces opacités projettent généralement une ombre sur la rétine, d'autant plus qu'elles sont plus rapprochées de cette dernière ; en sont-elles plus éloignées, au lieu de donner chacune une ombre particulière, elles peuvent ne déterminer qu'un obscurcissement général de la vision. L'ophthalmoscope permet de les distinguer facilement en corps sombres, fixes ou flottants, de forme et de dimensions variables. Parfois cependant ils sont si fins et si délicats que l'on n'arrive pas à les individualiser, mais que tout le fond apparaît plus ou moins brumeux et indistinct.

Une forme d'opacité plus dangereuse (parce qu'elle est bien souvent suivie du décollement de la rétine) est celle dans laquelle le corps vitré s'obscurcit tout à coup et d'une manière diffuse, trouble qui peut se manifester par attaques multiples. Une autre forme très-redoutable d'opacité de l'humeur vitrée survient aussi brusquement, est confinée au segment postérieur du corps vitré, est de caractère uniforme et se délimite nettement contre ce milieu transparent. En regardant avec attention on la voit osciller et trembler et, à son reflet grisâtre, on pourrait facilement la prendre pour un décollement de la rétine. Il s'agit probablement d'un détachement du corps vitré qui n'est que trop souvent le précurseur d'un décollement plus ou moins considérable de la rétine.

Décollement de la rétine. — C'est une complication malheureusement trop fréquente ; à la vérité, elle se présente plus souvent dans les yeux myopes, surtout lorsqu'ils sont atteints de sclérectasie postérieure, que dans tous les autres. L'étendue et le degré du décollement peuvent varier singulièrement. Tantôt la rétine n'est que très-légèrement détachée de la choroïde, et la lésion passerait facilement inaperçue de tout autre que d'un observateur habile et attentif. Tantôt, il suffit d'un simple coup d'œil pour l'apercevoir ; une portion considérable est détachée et flotte librement comme un nuage d'un gris bleuâtre.

Cette lésion se produit suivant deux mécanismes principaux.

1. La rétine ne suivant pas la choroïde et la sclérotique dans leur mouvement en arrière, un épanchement séreux ou hémorrhagique peut se faire entre la rétine et la choroïde, d'où la disjonction partielle ou totale de ces deux membranes. Le décollement se produit généralement à la partie inférieure de la rétine, par suite de la gravitation du liquide épanché. La membrane peut cependant commencer à se détacher dans une petite étendue à la partie supérieure ou en tout autre point ; mais, au bout de peu de jours ou de quelques semaines, on constate invariablement que le décollement s'est étendu à la portion inférieure. C'est une complication qui doit appeler particulièrement l'attention, lorsqu'on remarque que la moitié supérieure ou inférieure du champ de vision est devenue indistincte ou que le malade se plaint d'avoir suspendu devant les yeux un image, comme le « haut d'un chapeau » (peak of a cap) et qu'il voit les objets brisés ou ébréchés.

Le liquide épanché peut cependant faire irruption, à tra-

7

vers la rétine, dans le corps vitré sans décoller la membrane.

2. Heinrich Müller a fait voir [1] que le décollement de la rétine peut se produire non-seulement par une poussée de liquide en arrière de la membrane, mais encore par des tractions qui l'attirent en avant. Ce dernier mécanisme résulte du ratatinement et de la rétraction des exsudats du corps vitré qui, en raison de leur adhérence à la rétine, entraînent cette dernière en avant et la détachent de la choroïde.

Le *pôle postérieur* du cristallin devient quelquefois *opaque* aux dernières périodes de la scléro-choroïdite postérieure ; or, cette opacité se trouvant généralement située très-près du centre de rotation de l'œil, il s'ensuit qu'elle conserve sa position, quelle que soit la direction dans laquelle l'organe se meut. La cataracte dure et l'atrophie du globe oculaire viennent parfois terminer la scène.

Étiologie. — L'origine de l'affection est encore une question controversée. Sans doute, il existe généralement une tendance congénitale (et souvent héréditaire) à l'élongation du globe oculaire suivant l'axe optique ; tendance qui doit nécessairement produire dans cette direction une tension de la choroïde qui, en général, ne tarde pas à être suivie de l'atrophie consécutive de cette membrane. Le développement de ce prolongement de l'axe visuel est singulièrement favorisé par la forte convergence des axes optiques et par l'état congestif de l'œil qui se produit pendant l'accommodation à la vision des objets rapprochés, surtout lorsque ces objets sont petits et insuffisamment éclairés. En effet, pendant cette adap-

---

[1] *Von Græfe, Archiv.* IV, 1, 372.

tation, l'œil se trouve toujours soumis à une certaine pression, accompagnée d'une exagération de la tension intra-oculaire ; la circulation veineuse se ralentit dans l'intérieur de l'organe, et il se produit ainsi un état plus ou moins considérable de congestion mécanique. Des exemples de semblable congestion intra-oculaire se rencontrent dans les cas d'amblyopie dus à ces opacités de la cornée ou du cristallin, qui provoquent la myopie en obligeant les malades à avancer les petits objets très-près de l'œil, pour obtenir de plus grandes images rétiniennes. La même chose peut survenir lorsque le malade, lisant avec le secours de lunettes, rapproche peu à peu le livre trop près de ses yeux. L'on remarque parfois que la lecture ou les travaux assidus avec des lunettes ne tardent pas, dans les cas de ce genre, à provoquer l'apparition d'opacités dans le corps vitré et même le décollement de la rétine.

Cet état de congestion et de tension exagérée des liquides intra-oculaires amène le ramollissement et l'extension des tuniques de l'œil. Comme les muscles ne soutiennent pas le globe oculaire au pôle postérieur, c'est surtout en ce point que se produit l'allongement ; la choroïde se tend et subit généralement une atrophie consécutive.

Cette atrophie secondaire de la choroïde, qui se manifeste par l'apparition de la plaque blanche en forme de croissant au bord marginal du disque optique, a été considerée par Von Græfe comme due très-probablement à un processus inflammatoire chronique de la sclérotique et de la choroïde, d'où le nom de « scléro-choroïdite postérieure » sous lequel il a désigné la maladie. D'autre part, pour d'autres elle dépendrait d'une bosselure staphylomateuse circonscrite de la sclérotique en cette région, c'est pourquoi ils l'ont appelée staphylôme postérieur ou sclérectasie postérieure. Mais chacune de ces manières de voir laisse prise à la critique.

L'on remarque que cette atrophie choroïdienne existe souvent sans la moindre apparence de staphylôme postérieur. Schweigger est même d'avis que, dans la majorité des cas de myopie, il ne se produit pas de réel staphylôme postérieur, c'est-à-dire une ectasie locale plus ou moins nettement définie des parois du globe oculaire. La présence d'un staphylôme postérieur peut se diagnostiquer au moyen de l'ophthalmoscope, particulièrement avec l'ophthalmoscope binoculaire; en effet, l'on constate alors que la portion blanche, brillante de la sclérotique, qui laisse voir l'amincissement de la choroïde, n'a pas la courbure normale, mais s'évase en arrière d'une manière spéciale, donnant lieu en ce point à une position oblique du disque optique. Schweigger pense en outre que l'acuité de la vision est diminuée à un degré insolite dans les cas de myopie où le staphylôme postérieur existe à côté du nerf optique. Cet affaiblissement de la vue est d'autant plus probable qu'il a observé que dans les cas où l'on eut la preuve anatomique de l'existence d'un staphylôme postérieur, la rétine se trouvait généralement, dans l'étendue de la partie bombée, plus ou moins altérée dans sa structure, et même atrophiée et adhérente aux restes de la choroïde et de la sclérotique.

En opposition à la manière de voir de Von Græfe, on a objecté que les symptômes d'irritation ou d'inflammation font souvent tous complétement défaut, au moins au début de l'affection et que la maladie peut même atteindre un degré considérable sans qu'ils se manifestent. Il est cepen-

dant incontestable que des symptômes de ce genre se déve-
loppent presque toujours quand la maladie prend de l'intensité et que la myopie est prononcée. Dans les formes les plus
légères, ils échappent facilement à l'observation, mais dans
la myopie de degrés même modérés, et chez les individus
jeunes, il n'est pas rare de voir des signes d'irritation, tels
que l'hyperémie du nerf optique, de la rétine et de la choroïde, et il paraît probable qu'un état d'irritation, sinon d'inflammation, existe antérieurement à l'atrophie. D'après Donders « la prédisposition au développement du staphylôme
postérieur existe, à peu près sans exception, au moment de
la naissance ; cette lésion se développe avec des symptômes
d'irritation qui, lorsqu'ils sont de degré modéré, n'ont pas
grande importance clinique ; mais, dans les degrés plus considérables, l'état inflammatoire ne manque guère, au moins
à une période un peu plus avancée de la vie, tant comme
résultat que comme cause coopérante du développement de
la distension et de l'atrophie. »

On a encore prétendu que, dans les autopsies, on ne ren-
contrerait, sinon aucuns produits inflammatoires, au moins
des traces insignifiantes.

Von Græfe admet franchement que son opinion, suivant
laquelle la maladie serait due à une inflammation chronique, prête à la critique, lorsqu'il dit : « En opposition à cette
manière de voir, on pourrait certainement objecter qu'en
réalité les produits inflammatoires font défaut dans les deux
tuniques (la sclérotique et la choroïde), mais l'hyperémie
considérable de la choroïde elle-même, les altérations de son
pigment, l'oblitération des vaisseaux ciliaires et l'atrophie de
la région postérieure de la tunique, l'altération do nutrition

de l'humeur vitrée, les complications fréquentes de processus hémorrhagiques, et enfin l'action avantageuse des antiphlogistiques, sont autant de raisons qui doivent faire regarder la maladie non comme le résultat d'une simple distension passive, mais comme un état d'inflammation chronique. »

Jæger considère que ce croissant ou staphylôme postérieur, comme il l'appelle, est presque toujours congénital et souvent héréditaire. On le voit parfois rester de longues années, même toute la vie, sans qu'il augmente d'étendue ou sans qu'il survienne aucune altération de la choroïde dans son voisinage ; il conserve alors son contour distinct et nettement défini. Mais, plus souvent, lorsque les malades demandent à leurs yeux beaucoup de travail et, pour peu que la myopie s'exagère, on remarque que le croissant prend une extension graduelle et que son bord marginal prend une certaine irrégularité et se brise plus ou moins ; phénomènes dus évidemment à des altérations inflammatoires de la choroïde. Il est même permis de se demander si les croissants congénitaux ne reconnaîtraient pas eux-mêmes une origine inflammatoire.

Pronostic. — Il faut toujours apporter une grande réserve dans le pronostic, lorsque la maladie est quelque peu avancée, que la myopie est progressive et que les opacités du corps vitré sont considérables. La question comporte encore plus d'incertitude lorsque ces opacités sont diffuses, ou nombreuses et de grande dimension ; lorsque la portion supérieure ou inférieure du champ de vision s'obscurcit, ce qui est un symptôme prémonitoire ou actuel du décollement de la rétine ; et enfin lorsque les altérations de la choroïde font

leur apparition dans la région de la tache jaune. Ces altérations se montrent sous la forme de petites taches isolées,
blanchâtres, dont le pourtour est environné de légères accu-
mulations de pigment ; ces petites taches blanchâtres augmentent d'étendue, se réunissent et rendent ainsi l'atrophie
de la choroïde fort apparente. Pendant ce travail pathologique la rétine, plus ou moins irritée, entraîne un affaiblissement de la vision, qui disparaît cependant chaque fois que
l'irritation rétinienne s'apaise. Ces altérations atrophiques
de la région de la tache jaune donnent lieu à des scotomes
ou taches immobiles qui, lorsqu'elles sont considérables,
peuvent rendre complétement impossibles les travaux sur
de petits objets. Généralement on voit d'abord un seul œil
atteint de la sorte ; les altérations en question peuvent s'y
confiner un certain temps, mais, tôt ou tard, elles ne man-
quent guère d'envahir aussi l'organe opposé. L'amblyopie
dépendant de l'irritation générale de la rétine, dont il a déjà
été question, s'atténue souvent dans une grande mesure sous
l'influence d'un traitement bien conduit, des précautions
rigoureuses que l'on mettra à protéger les yeux contre tout
ce qui pourrait produire ou aggraver un semblable état d'irritation.

Quant au pronostic spécial au décollement de la rétine,
il dépendra du siége et de l'étendue de cette lésion. La
membrane est-elle détachée en un point éloigné de la tache
jaune, et dans une étendue très-limitée, la lésion peut rester stationnaire pendant longtemps et n'entraîner que de légers troubles de la vue. Je me rappelle un cas de myopie
extrême, dans lequel un décollement limité de la rétine
resta à peu près comptétement stationnaire au delà de trois

années ; pendant ce temps le malade était capable de lire le n° II de Jœger. Mais, lorsque le décollement se fait dans la région ou dans le voisinage de la tache jaune, ou qu'il est très-considérable et progressif, il faut malheureusement s'attendre à une détérioration extrêmement rapide de la vision.

Traitement. — Les malades atteints de sclérectasie postérieure auront soin de ne pas travailler assidûment sur des objets rapprochés, et de ne pas tenir la tête inclinée en avant, c'est une précaution sur laquelle il faut insister particulièrement, afin de leur faire éviter la congestion veineuse intra-oculaire qui en serait si facilement la conséquence. Il n'est pas moins nuisible de lire étant couché. La position la meilleure pour lire, c'est la position assise avec la tête bien redressée, la lumière arrivant sur le livre par derrière, de façon que la page soit bien éclairée, mais que l'œil ne se trouve pas exposé à l'éclat direct de la lumière. Il est bon que les malades écrivent sur un pupitre incliné pour ne pas avoir à se pencher. Leur a-t-on permis de se servir de lunettes pour lire et écrire, on devra insister avec soin sur le danger qu'il y a à trop rapprocher l'objet quand l'œil se fatigue ; danger résultant de l'effort d'accommodation nécessité par cette manœuvre. Ce qu'il faut dans cette circonstance, c'est mettre le travail ou le livre de côté jusqu'à ce que les yeux se soient complétement reposés. Dans les cas extrêmes, l'interdiction absolue de tous travaux sur objets rapprochés, à l'aide ou sans le secours des lunettes, est de rigueur.

L'irritation du nerf optique et de la rétine qui fait voir au malade des éclairs, des traits de feu, des averses d'étoiles brillantes, etc., ne saurait être mieux soulagée que par l'application de vésicatoires volants aux tempes ou en arrière de l'oreille. On peut les répéter avec avantage tous les 6 ou 8 jours.

La photophobie et le sentiment d'éblouissement qu'éprouvent un grand nombre de malades lorsqu'ils sont exposés à l'éclat de la lumière solaire ou qu'ils se trouvent au bord de la mer sont apaisés d'une manière efficace par l'emploi de lunettes colorées en bleu de cobalt. Jadis on croyait que les rayons rouges du spectre étaient les plus incommodes et les plus fatigants pour l'œil, aussi étaient-ce les verres de couleur verte (qui absorbe les rayons rouges) qui avaient le plus de vogue. Mais aujourd'hui chacun sait que ce sont non pas les rayons rouges, mais les rayons orangés qui irritent la rétine ; il s'ensuit que c'est la couleur bleue qui convient à ce genre de lunettes, puisque c'est elle qui intercepte les rayons orangés. On s'explique encore d'une autre façon 'action avantageuse des verres bleus dans les cas de ce genre ; en effet la couleur bleue, en raison de sa position plus excentrique dans le spectre solaire, fait moins d'impression sur la rétine. Les verres de nuance appelée *fumée*, de Londres, sont en ce moment fort usités et jouissent d'une grande faveur en Angleterre. Personne ne saurait douter des immenses services qu'ils rendent dans les cas où l'on désire réduire et atténuer, dans une mesure plus ou moins considérable, le volume total de la lumière et de la coloration, parce qu'ils produisent à peu près le même effet que si l'on plaçait le malade dans une pièce un peu sombre. Mais cet effet n'est pas d'une nécessité générale dans la scléro-choroïdite postérieure, nous ajouterons même qu'il n'est pas, en réalité, désirable, car ce que l'on veut, c'est simplement de soustraire les rayons orangés, qui paraissent ne contribuer que très-peu, si tant est qu'ils y concourent, à la faculté de la vision distincte, puisque les lunettes bleues permettent de lire tout aussi bien qu'à l'œil nu, ce qui n'est nullement le cas avec les verres de couleur fumée. Il importe de ne pas prendre de lunettes bleues trop foncées.

Ces conserves bleues devront avoir une forme particulière lorsque les malades se trouveront soumis à l'action des grands vents ou de la lumière. Les verres (verres *coquilles*) seront courbés de telle sorte que leur bord s'étende jusqu'au pourtour de l'orbite, excepté au côté temporal où il convient de laisser un intervalle suffisant pour permettre l'accès de l'air et son contact avec l'œil dans une mesure qui favorise la résorption de l'humidité conjonctivale. Ces conserves sont de beaucoup préférables aux œillères munies sur les côtés de fils métalliques ou de taffetas dans lesquels l'œil se trouve beaucoup trop emprisonné et trop chaud. Ces dernières peuvent trouver leur application dans les cas où le malade s'expose à l'air extérieur à la suite d'une opération grave, alors que l'organe est encore enflammé et très-sensible à l'action du froid, mais dans toutes les autres circonstances il faut donner la préférence aux verres coquilles.

Pour peu que les altérations parenchymateuses de la choroïde soient considérables, on doit toujours soumettre le malade à l'action prolongée de légères doses de bichlorure de mercure (de 0^{gr},025 à 0^{gr},003, deux ou trois fois par jour). Ici, comme dans toutes les lésions inflammatoires de cette membrane, les effets salutaires du médicament sont en général très-prononcés. L'iodure de potassium est indiqué

dans les cas où l'on rencontre quelques manifestations sy-
philitiques ou scrofuleuses. Comme les malades souffrent souvent de congestions biliaires et veineuses, il importe de surveiller avec soin la santé générale, car l'état de la constitution
a le plus souvent dans cette maladie un retentissement notable sur l'état des yeux. Les dérivatifs qui agissent sur la
peau et sur les reins, les bains de pieds chauds stimulants
le soir, etc., rendent souvent aussi de très-grands services.

Lorsque l'œil est très-irritable, que les tuniques du globe
sont injectées, que le disque optique apparaît rouge et hy-
perémié et que le malade éprouve des douleurs intra-oculaires et circumorbitaires, en même temps qu'un sentiment
de pesanteur et de fatigue du globe, que ses paupières ont
de la peine à se tenir ouvertes, il faut insister sur le repos
absolu des yeux et lui interdire d'une manière absolue tout
travail assidu sur des objets rapprochés. On ne saurait mettre
trop de rigueur dans ces prescriptions, à cause de la tendance qu'ont malheureusement les malades à reprendre
leurs occupations aussitôt que leurs yeux vont un peu mieux,
imprudence qui rappelle immédiatement tous les symptômes d'irritation et de congestion et peut exagérer bien vite
la myopie, et aggraver les lésions existantes de la sclérectasie
postérieure. Dans les cas de ce genre, on se trouvera encore
très-bien de l'emploi de lotions stimulantes sur l'œil fermé
et sur la région environnante, de douches oculaires et de
l'application de sangsues artificielles.

La forme la meilleure et la plus économique de douche
oculaire est celle que l'usage a popularisé *partout*. Elle consiste en un tube de caoutchouc d'environ 4 pieds de longueur muni d'une pomme percée de nombreuses ouver-

tures à l'une de ses extrémités, et à l'autre d'un ajutage métallique recourbé, que l'on suspend dans un vase rempli d'eau et placé sur une tablette assez haute. L'eau doit se projeter sur l'œil en un jet modéré, d'une hauteur de $0^m,40$ environ ; on peut en régler la force en éloignant ou rapprochant l'extrémité du tube de l'organe. Il vaut mieux employer cet appareil que de faire tomber le liquide sur l'œil à l'aide d'un vase, parce que dans ce dernier cas le jet est beaucoup trop puissant et que souvent il exaspère l'irritation au lieu de l'apaiser. Cette douche se fera matin et soir, ou plus souvent, si l'œil est chaud, elle aura chaque fois 2 ou 3 minutes de durée. Le courant doit frapper l'œil avec les paupières fermées et agir avec douceur. On évitera de se servir d'eau trop froide.

Mais de toutes les médications, celle qui m'a rendu le plus services c'est la ventouse scarifiée (d'Heurteloup) appliquée aux tempes. Cet instrument m'a souvent permis de calmer l'irritation de l'œil et le sentiment particulier de pesanteur et de douleur du globe oculaire, dans des cas où les sangsues et les autres formes de traitement avaient été inutiles. Pour agir sur la circulation intra-oculaire, il est nécessaire que la déplétion soit rapide ; c'est ce qui explique le resultat complétement nul des sangsues dans les inflammations chroniques des tuniques internes de l'œil, alors que l'effet de la sangsue artificielle est très-considérable. On appliquera l'appareil sur la tempe et l'on fera l'incision assez profonde pour que le sang puisse s'écouler librement et avec rapidité, sans qu'on ait besoin d'exercer une succion excessive. On retirera un ou deux cylindres de sang (environ 1 ou 2 onces) suivant les exigences du cas. On prendra garde de ne pas faire agir la vis trop rapidement pour éviter l'extrême douleur qui est souvent la conséquence de cette manœuvre. Il suffit d'un peu de pratique pour arriver au but et opérer avec douceur, sans faire souffrir le malade. Comme la soustraction de sang près de l'œil provoque toujours une augmentation considérable de l'afflux sanguin à cet organe et à son voisinage, on aura la précaution de faire la déplétion assez tard dans la soirée pour que le malade aille se coucher aussitôt après ; et il restera dans une chambre obscure jusque dans l'après-midi du lendemain. Pour commencer, la vue sera un peu troublée, mais au bout de 30 à 36 heures, l'avantage de la saignée se manifestera en général d'une manière très-prononcée. Cependant quand la maladie est arrivée à un degré considérable, et quand on a à redouter le décollement de la rétine, la saignée est souvent dangereuse, car le brusque dégorgement des vaisseaux intra-oculaires est suivi d'une réaction intense et d'une hyperémie temporaire des vaisseaux de la choroïde et de la rétine, qui peut amener un épanchement de sang et détacher cette dernière membrane.

CHAPITRE V

ASTHÉNOPIE MUSCULAIRE.

Prenons un exemple qui nous permettra d'exposer la symptomatologie de cette affection : — voici un myope (dont la
myopie $= \frac{1}{7}$ je suppose) qui s'adresse à vous, en se plaignant
de ne pouvoir lire sans lunettes, sans qu'au bout de peu de
temps, les lettres ne deviennent confuses et brouillées, ne
se fondent les unes dans les autres et sans que les lignes ne
se recouvrent entre elles. Ces symptômes sont déterminés
par la faiblesse des muscles droits internes, qui n'ont pas
l'énergie suffisante pour maintenir le degré de convergence
des axes optiques exigé pour une distance de 6 pouces. Cette
fixation mal assurée donne naissance à une diplopie plus ou
moins marquée, et explique comment les lignes d'impression
paraissent confuses et doubles. En même temps, le malade
éprouve de la douleur dans les yeux et autour de l'orbite ;
s'il persiste à vouloir lire, les yeux rougissent et deviennent
larmoyants, au point de le forcer à mettre le livre de côté.
Après un instant de repos, il pourra reprendre sa lecture,
que le même appareil symptomatique viendra toutefois interrompre de nouveau. Ces symptômes d'asthénopie musculaire persistent, à la vérité, plus longtemps après la ces-
sation de travail que ceux qui dépendent de la forme

accommodative. L'examen nous montre que les yeux paraissent tout à fait normaux, que l'acuité de la vision est parfaite, et que la portée de l'accommodation est convenable ; mais comme le point éloigné se trouve à 7 pouces de l'œil, si le malade lit sans le secours de lunettes, il sera obligé de tenir l'impression en deçà de ce point (à 6 pouces environ). De là la nécessité de faire converger les axes optiques à un degré si considérable que les muscles droits internes ne sont pas assez forts pour maintenir cette convergence pendant un certain temps, sans éprouver beaucoup de fatigue, et même à la longue sans être obligés de céder. Il y a un moyen de s'assurer si l'on a affaire à une semblable insuffisance des muscles droits internes ; il suffit de dire au malade de fixer fermement un objet (un crayon, le bout de l'index, etc.), puis de le rapprocher graduellement de son œil. Si les muscles sont trop faibles, on remarque que, à l'arrivée de l'objet à environ 6 pouces, l'un des yeux devient légèrement indécis et vacillant dans sa fixation, puis que peu à peu ou tout à coup et d'une manière spasmodique, il se dévie en dehors. La même déviation a lieu lorsque l'on recouvre un œil, de manière à l'empêcher de participer à l'acte de la vision, alors que parfois l'objet est éloigné même de quelques pieds. Or, cette déviation prouve que les muscles droits internes ne sont pas assez forts pour entretenir le degré de convergence nécessaire (pour une distance de 5 à 6 pouces) pendant la lecture. Aussitôt que l'on exclut l'un des yeux de la vision (en le couvrant), il suit son impulsion naturelle et se dévie en dehors, témoignant ainsi de l'impuissance de son droit interne. Mais, pour éviter la diplopie, le malade lutte contre cette tendance à la déviation lorsqu'il regarde un objet, et il y réussit tant que cet objet n'arrive pas trop près de l'œil. Au bout d'un certain temps, s'il continue de travailler assidûment à des objets rapprochés, l'un des yeux se meut en dehors, et il se produit un strabisme divergeant permanent ; en même temps le malade apprend à supprimer l'image de l'œil louche pour éviter la diplopie, mais cette suppression volontaire de la pseudo-image aboutit bientôt à l'affaiblissement de la vue de l'œil dévié. D'autres malades se soustraient aux symptômes désagréables de l'asthénopie en fermant un œil pendant qu'ils regardent les objets rapprochés.

Les prismes nous donnent un moyen facile de mesurer l'affaiblissement des muscles droits internes et l'augmentation de puissance des droits externes. Avant d'exposer ce mode d'examen, il est bon de décrire les différentes espèces de diplopie qui se présentent, et de dire quelques mots sur l'action des verres prismatiques, sujets qui pourraient ne pas être très-familiers à quelques-uns de mes lecteurs.

Un objet n'apparaît simple que quand les deux axes optiques sont fixés sur lui : toute déviation pathologique de l'un ou l'autre des axes optiques doit nécessairement amener de la dipiopie, parce que les rayons émanant de l'objet ne tombent pas alors sur des portions identiques de la rétine. Le degré de diplopie le plus léger est celui dans lequel les images doubles ne sont pas encore nettement définies (sont masquées), mais paraissent se recouvrir légèrement l'une l'autre, de manière que l'objet semble être environné d'un halo.

L'on rencontre deux sortes d'images doubles :

1° La diplopie *homonyme* (ou *directe*) dans laquelle l'image située à la droite du malade appartient à son œil droit, l'image gauche à l'œil gauche ;

2° La diplopie *croisée* dans laquelle l'image située à la droite du malade appartient, à l'œil gauche, celle du côté gauche à l'œil droit.

La diplopie directe se produit toujours dans le strabisme convergent, car si l'œil se dévie en dedans de l'objet, les rayons émis par ce dernier tomberont sur la portion interne de la rétine et l'image (conformément aux lois de la projection) se projettera en dehors comme dans la figure 17.

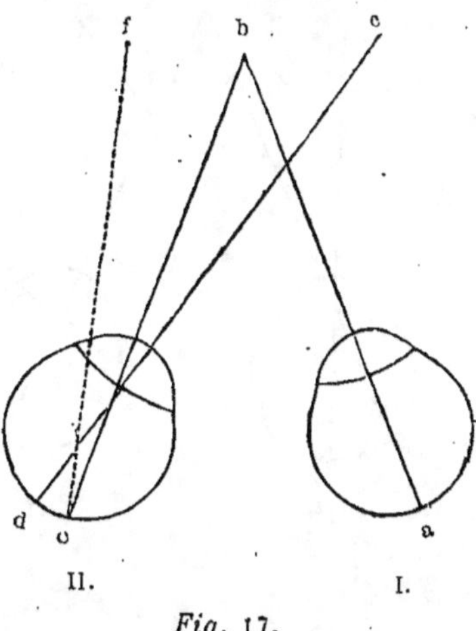

Fig. 17.

Soit I l'œil droit, dont l'axe optique est fixé sur l'objet (*b*); II l'œil gauche, dont l'axe optique (*cd*) se dévie en dedans de l'objet, les rayons émis par l'objet *b* tombent donc sur *e*, portion de la rétine interne par rapport à la tache jaune (*d*), et l'image se projette par conséquent au dehors en *f*; *b* et *f* sont donc des images doubles homonymes, l'image *b* qui est à la droite du malade, appartenant à son œil droit, l'image *f* à son œil gauche.

Les images doubles croisées ont lieu dans le strabisme

divergent, car l'un des yeux se déviant en dehors de l'objet, les rayons venus de celui-ci tombent sur une portion de la rétine externe relativement à la tache jaune, l'image se projette en dedans et s'entrecroise avec celle de l'œil opposé, comme dans la figure 18.

I. OEil droit dont l'axe optique *(ab)* est fixé sur l'objet (*b*).

II. OEil gauche dont l'axe optique (*cd*) se dévie en dehors de

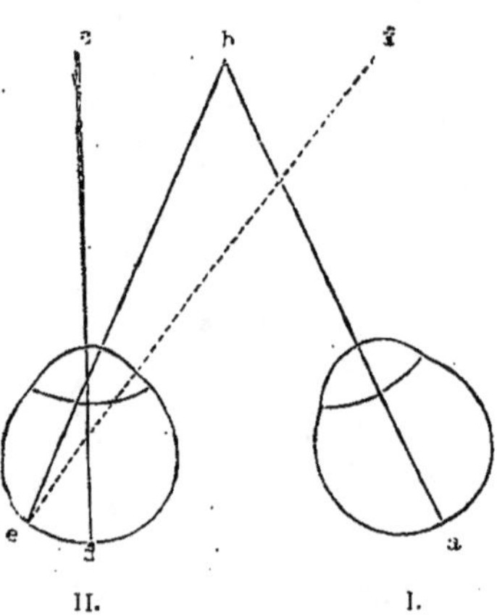

Fig. 18.

l'objet : les rayons émanés de ce dernier tombent donc sur *e*, portion de la rétine externe à l'égard de la tache jaune (*d*), et l'image est projetée en *f*, croisant l'image *b*; l'image *f*, qui se trouverait à la droite du malade, appartiendrait ainsi à son œil gauche; l'image *b*, située à gauche, à l'œil droit.

Si un œil se dévie en haut, les rayons tomberont sur la portion supérieure de la rétine, et l'image se projettera *au-dessous* de celle de l'œil sain. Le contraire aurait lieu avec un œil louchant en bas; en effet, les rayons tombant alors sur la portion inférieure de la rétine, l'image se projetterait *au-dessus* de celle de l'œil normal.

Il ne faut jamais oublier de s'assurer si la diplopie est monoculaire ou binoculaire ; dans ce dernier cas, il va sans dire qu'elle s'évanouirait en fermant l'œil sain (1).

Quelques mots maintenant sur l'action des prismes. Quand un rayon de lumière tombe sur un prisme, il se réfracte vers la base de ce prisme. Si, par exemple, au moment où une personne fixe un point radieux (une bougie allumée par exemple) situé à 8 pieds de distance des deux yeux, on place en avant de l'œil droit un prisme dont la base regarde le nez, les rayons émis par la bougie vont se dévier vers la base du prisme et tomberont sur une portion de la rétine située en dedans de la tache jaune, leur image se projettera par conséquent en dehors, donnant lieu à une diplopie homonyme. Cependant comme l'œil lutte très-volontiers contre la formation des images doubles, il essayera de les réunir par un mouvement en dehors (exécuté à l'aide d'une contraction du muscle droit externe) qui amènera de nouveau les rayons sur la tache jaune, mais qui en même temps déterminera, cela va sans dire, un strabisme divergent. La figure 19 va nous donner l'explication de ce phénomène.

Soit *ab* l'axe optique de l'œil gauche fixé (avec l'autre) sur une bougie placée à 8 pieds de distance. Si nous mettons un

---

¹ Dans l'examen des images doubles chez un malade, il est à propos de placer un morceau de verre rouge en avant de l'œil normal ; ce procédé permet au malade de distinguer facilement les deux images par leur couleur, et en affaiblissant l'intensité de l'image de l'œil sain, il lui donne plus de similitude avec celle de l'œil affecté ; en effet l'image de celui-ci, par suite de la position excentrique de la rétine où tombent les rayons émanés de l'objet, sera d'autant moins intense que ce point de la rétine, où tombent les rayons, sera plus éloigné de la tache jaune.

prisme (dont la base regarde le nez) au-devant de l'œil droit,
les rayons se réfractent vers la base du prisme et ne tombent
pas, comme ils le font dans l'autre œil, sur la tache jaune,
mais sur une portion de la rétine (*d*) située en dedans de
cette tache, et l'image se projette à l'extérieur en *e* ; il se
produit donc une diplopie homonyme ; pour l'éviter, le muscle droit externe se contracte et meut le globe oculaire en

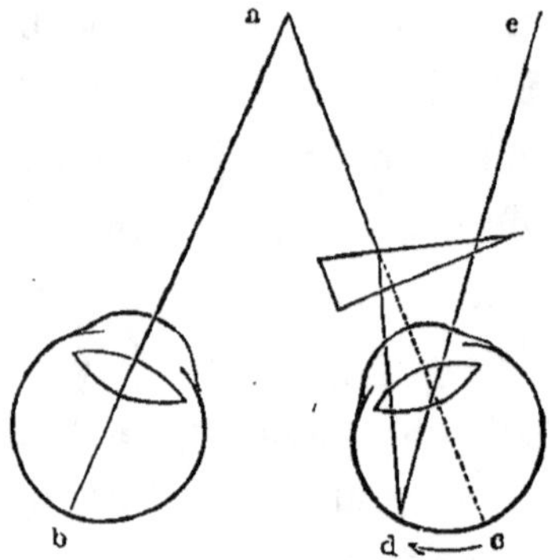

Fig. 19.

dehors, de manière à amener la tache jaune *c* en ce point *d*
où les rayons sont déviés par le prisme. Les rayons émanés
de l'objet tombent maintenant sur la tache jaune dans les
deux yeux, il en résultera une vision unique, accompagnée
naturellement d'un strabisme divergent de l'œil droit.

Le contraire se produira si nous retournons le prisme de
façon que sa base regarde du côté de la tempe, car les rayons
se dévieront alors sur une portion de la rétine située en dehors de la tache jaune, et l'image se projettera en dedans,
l'entrecroisant avec celle de l'œil gauche ; il en résultera une
diplopie croisée. Pour y remédier, le droit interne va se con-

tracter et tourner le globe en dedans, de manière à amener la tache jaune au point où les rayons sont déviés par le prisme. Nous aurons par conséquent un strabisme convergent.

Comme les muscles droits internes entrent beaucoup plus constamment en jeu que leurs antagonistes, ils atteignent un degré de force plus considérable que les droits externes, et peuvent, par un strabisme convergent volontaire, triompher de prismes beaucoup plus forts. Dans un œil normal, le droit interne résiste généralement à un prisme de 14 à 28°, tandis que le droit externe ne saurait, en règle générale, surmonter l'effet d'un prisme dépassant 5 à 6°.

Les verres prismatiques ont une grande valeur en oculistique; en effet, grâce à eux nous pouvons non-seulement délivrer un malade du tourment de la diplopie, exercer et fortifier un muscle partiellement paralysé ou insuffisant, mais encore nous assurer si, oui ou non, une personne jouit de la vision binoculaire (Germeinschaftlicher sehact), c'est-à-dire voit des deux yeux simultanément — fait de grande importance quand il s'agit d'apprécier le résultat d'une opération de strabisme. La vision binoculaire existe-t-elle, nous pouvons garantir une guérison radicale; si elle fait défaut, la guérison ne saurait être parfaite; car, dans ce dernier cas, il n'y aura, naturellement, pas de diplopie, or, comme nous le montrerons tout à l'heure, la guérison parfaite du strabisme dépend de la présence d'images doubles.

Il importe donc, dans tous les cas de strabisme, de s'assurer avec soin s'il y a ou non vision binoculaire. Sa présence est, cela va de soi, attestée immédiatement par la diplopie binoculaire, car celle-ci ne saurait exister si la personne ne voyait que d'un œil à la fois. La vision parfaite peut se faire avec chacun des yeux isolément ; d'un autre côté la vision simultanée des deux yeux peut ne pas avoir lieu, malgré qu'on ne remarque, lorsqu'ils sont ouverts, aucune déviation de ni l'un ni l'autre des axes optiques. Dans la majorité des cas de strabisme, particulièrement lorsque l'affection date d'un certain temps, il n'y a pas de vision binoculaire, l'une des deux images étant supprimée, et par conséquent il n'y a pas de diplopie ; la vue de l'œil louche est le plus souvent considérablement affaiblie ; on rencontre pourtant des cas où elle est presque normale, et même quelquefois parfaite.

Il est facile de s'assurer si une personne jouit ou non de la vision binoculaire ; il suffit de mettre un prisme au-devant de l'un des yeux. Cependant l'on commencera par examiner chaque œil séparément, de façon à déterminer exactement le degré de vision, l'étendue d'accommodation et l'état de la réfraction de cet organe ; on notera encore si son axe optique est fixé sur l'objet ou si l'œil « *fixe* » cet objet avec une portion excentrique de la rétine et non avec la tache jaune. On dit au malade de regarder (avec les deux yeux ouverts) une bougie allumée placée à la distance de 6 à 8 pieds, puis l'on place en avant de l'un des yeux un prisme dont la base se dirige en dehors.

Supposons que ce prisme soit placé devant l'œil droit, on remarquera l'un des trois faits suivants :

1. *De la diplopie.* — Les rayons émis par l'objet seront déviés par le prisme du côté de la base et tomberont par conséquent sur une portion de la rétine en dehors de la tache jaune ; l'image se projettera donc en dedans et l'on aura des images doubles croisées.

2. *Un strabisme correcteur*. — Mais, si le prisme n'est pas trop fort, l'œil droit, pour se soustraire à l'incommodité de la diplopie, va loucher en dedans, ramenant les rayons déviés par le prisme de nouveau sur la tache jaune et réunissant les images doubles. Ainsi nous serons certains que la vision binoculaire existe, lorsqu'en tenant un prisme au-devant de l'un des yeux, il surviendra de la diplopie ou un strabisme correcteur. Le prisme a t-il sa base tournée en dehors, le strabisme sera convergent, divergent si la base regarde en dedans,

3. Le prisme peut encore n'avoir aucun effet, ne donner lieu ni à la diplopie ni au strabisme, l'œil restant complétement immobile. Ce fait prouve immédiatement que la vision binoculaire n'existe pas; il montre en outre que l'œil devant lequel le prisme était placé est celui dont le malade ne fait pas usage (ce qui n'empêche pas que sa vue ne puisse être parfaite); en effet, si nous mettons le prisme au-devant de l'autre œil, avec la base toujours dirigée en dehors, cet œil va se mouvoir en dedans pour amener les rayons déviés, de nouveau, sur la tache jaune; en même temps l'œil opposé exécutera un mouvement *synergique* (associé) en dehors, de sorte que, malgré le mouvement en dedans du premier, il n'y aura pas de strabisme correcteur, la divergence de l'un contrebalançant la convergence de l'autre. L'œil employé habituellement à la vision est celui qui se meut du côté de l'angle réfringent du prisme interposé, tandis que l'organe qui exécute un mouvement associé en sens opposé, est celui qui est exclu de la vision binoculaire.

Souvent la vision binoculaire n'est perdue que dans certaines portions de la rétine, particulièrement en ces points qui, sans être identiques avec la portion centrale de la rétine de l'autre œil, sont constamment excités en même temps que cette dernière.

Ainsi, dans le strabisme convergent, on constate que dans l'œil louche la portion de la rétine qui est située en dedans de la tache jaune, est la première à être exclue de la vision binoculaire ; c'est cette portion en effet qui se dirige sur l'objet et qui, par conséquent (sans être identique avec la partie centrale de la rétine de l'autre œil), est toujours excitée simultanément avec cette dernière, qui se porte aussi sur l'objet. Le contraire a lieu dans le strabisme divergent, où c'est la portion externe de la rétine qui fait défaut la première. Dans le principe, cette défaillance de la vision binoculaire ne s'étend que dans le sens horizontal, si bien qu'en interposant un prisme avec la base tournée en haut ou en bas (ou placé même dans une position diagonale) l'on produit aussitôt des images doubles, qui ne montrent pas seulement une différence de hauteur, mais encore, pour peu qu'il y ait du strabisme, une différence latérale. On arrive ainsi à déterminer, avec la plus grande netteté, quelle est la partie de la rétine qui a perdu la faculté de la vision binoculaire. Parfois ce défaut s'étend à la totalité de la rétine, de telle sorte que l'on ne parvient plus à produire de diplopie, même avec les prismes les plus forts, dans quelque direction qu'ils soient placés ; d'autres fois cet état pathologique est assez circonscrit, on le voit se confiner à une très-petite portion de la rétine. Dans le strabisme convergent, par exemple, il peut n'y avoir qu'une petite partie de la rétine située en dedans de la tache jaune, qui ait souffert ; aussi en plaçant au-devant de cet œil un prisme dont la base se dirige vers le nez, de manière à exagérer encore la déviation interne des rayons, il se produit immédiatement des images doubles, bien que les rayons déviés frappent maintenant une portion plus excentrique, et naturellement, moins sensible de la rétine. Parfois, dans les cas de ce genre, on réussit encore à produire la diplopie, en amenant, au moyen d'un prisme, les rayons plus près de la tache jaune. De même, la diplopie peut résulter immédiatement d'un brusque changement dans la position de l'axe optique de l'œil affecté ; comme, par exemple, après l'opération du strabisme, ou dans des cas de paralysie ou de spasme des autres muscles du globe oculaire.

Les verres prismatiques nous offrent donc un moyen excellent pour mesurer la force relative des muscles droits internes. Or, dans l'insuffisance de ces muscles, on constate que leur énergie est singulièrement diminuée, au point de ne pouvoir plus parfois triompher que d'un prisme de 4° à 5°, quand l'œil normal arrive à surmonter l'effet d'un prisme de 16°, 24° et même 30°. Par contre, les droits externes atteignent une force extraordinaire dans les cas de ce genre, par suite de la diminution d'énergie de leurs antagonistes ; ils sont capables alors de surmonter l'effet des prismes de 14°, 16° et même 20°.

Pour déterminer la force relative des muscles avec les verres prismatiques on place l'objet (une bougie allumée est ce qui convient le mieux) à la distance de 7 à 8 pieds. Si le malade a la vue basse, on lui donnera le verre concave qui lui permettra de voir la lumière distinctement et nettement. Von Græfe a signalé un fait intéressant, c'est que le pouvoir de vaincre l'effet des prismes par l'action du droit externe (abduction volontaire) augmente à mesure que l'objet se rapproche de l'œil. Lui-même était capable (l'objet étant placé à la distance de 6 pieds) de résister à un prisme de 30° par un effort d'adduction (action du droit interne) et à un prisme de 6°, par l'effort d'abduction (action du droit externe). Or lorsqu'on rapprochait l'objet de 5 pieds (il se trouvait alors à un pied de l'œil), l'effort d'abduction lui permettait de résister à un prisme de 16° et à un de 22° quand l'objet n'était plus éloigné que de 8 pouces. La puissance du droit interne paraît rester à peu près la même jusqu'à la distance de 8 pouces, elle diminue quelque peu quand l'objet se rapproche davantage.

Le *diagnostic* de l'insuffisance des muscles droits internes peut se faire, soit en approchant un objet près de l'œil et observant si la fixation reste ferme et assurée ou si l'un des yeux devient incertain et se meut en dehors ; soit en recouvrant l'un des yeux, avec la paume de la main, pendant que le malade regarde un objet situé à 10 ou 12 pouces de distance ; une fois exclu ainsi de la participation à l'acte de la vision, l'œil couvert se déviera également en dehors, si son droit interne est insuffisant ; en effet, comme il n'y a pas alors d'impulsion vitale pour régler la position des axes optiques, l'œil couvert suit l'action du muscle le plus fort.

Ce genre d'épreuve convient dans les cas prononcés d'insuffisance, où la déviation est assez considérable pour être immédiatement apparente ; mais dans les cas légers, la déviation peut être assez faible pour être inappréciable à l'œil, bien que le malade puisse avoir parfaitement conscience des images doubles. L'usage du prisme est donc bien préférable pour le diagnostic de ces cas plus légers. Il faut le tourner avec la base dirigée en haut ou en bas de manière à produire de la diplopie ; les doubles images ne sauraient alors se fusionner en une seule, parce que l'œil ne peut unir des images doubles qui montrent une différence de hauteur.

Nous avons vu que l'œil normal est parfois capable de résister à un prisme de 20 à 30° dont la base est dirigée en dehors, et à un de 6 à 8° dont la base regarde en dedans, mais très-peu de personnes sont en état de vaincre l'action d'un prisme de plus d'un degré, lorsque la base se dirige en haut ou en bas. Il s'ensuit donc qu'il se produira des images doubles, que l'impulsion vitale sera annulée et que l'œil cédera à l'influence prépondérante du muscle le plus fort. Dans l'œil normal, les muscles se faisant exactement équilibre, les images doubles ne montreront qu'une différence de hauteur, elles seront directement l'une au-dessus de l'autre. Mais si le droit interne ou le droit externe est doué d'une force qui excède de beaucoup le degré normal, les images doubles ne présenteront pas seulement une différence de hauteur, mais encore une différence latérale. Si le droit interne est insuffisant, l'œil se tournera en dehors quand on interposera un prisme avec la base tournée en haut ou en bas, par conséquent il n'y aura pas seulement une différence dans la hauteur des deux images, mais le strabisme divergent les fera aussi s'entrecroiser. Le degré d'insuffisance s'exprime aisément par le degré du prisme (dont la base se dirige en dedans) qui est nécessaire pour amener la superposition des images doubles. Ce mode d'examen était particulièrement recommandé par Von Græfe qui proposait le plan suivant : un gros point tracé sur une feuille de papier est divisé en deux parties égales par une ligne verticale (*fig.* 20). On place la feuille à la distance usitée pour la lecture et l'écriture et l'on recommande au malade de fixer le point avec les deux yeux. Il faut alors mettre au-devant de l'un des yeux, un prisme de 14° (avec la base dirigée en haut). Ce prisme produira immédiatement de la diplopie, et l'image de l'œil, devant lequel le verre est placé, sera au-dessous de celle de l'œil opposé. Les yeux sont-ils normaux, les deux images ne montreront qu'une différence de hauteur, mais aucune différence latérale, elles seront directement au-dessus l'une de l'autre. Mais si le droit interne est insuffisant, l'œil se tournant en dehors, les deux images ne présenteront plus seulement une différence de hauteur, mais aussi une différence latérale, et elles seront croisées. Nous essayons ensuite quel prisme (avec la base en dedans) est nécessaire pour neutraliser l'effet de cette déviation et faire superposer exactement les images. Pour déterminer si les images sont croisées ou homonymes, nous mettons un morceau de verre rouge au-devant de l'autre œil ; ce verre coloré

Fig. 20.

nous permettra de distinguer immédiatement quelle est l'image qui appartient à l'œil gauche et quelle est celle qui appartient à l'œil droit. La présence et le degré de l'insuffisance déterminés de la sorte, il restera à mesurer la force relative des muscles droits internes et externes de chaque œil, en cherchant quel est le plus fort prisme auquel ils sont en état de résister.

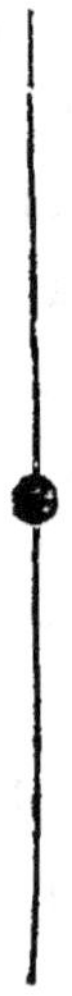

L'insuffisance des muscles droits internes se rencontre surtout comme complication de la myopie, cependant elle se présente également de temps en temps dans les yeux emmétropes et hypermétropes. C'est un défaut qui certes est beaucoup plus fréquent qu'on ne le suppose généralement. Il va de soi qu'une personne myope a besoin de plus rapprocher les petits objets qu'un individu emmétrope, il s'ensuit que les muscles droits internes auront à maintenir un degré de convergence plus considérable ; si la myopie est très-intense, ces muscles seront dans l'impossibilité de conserver cet état de tension pendant un certain temps, sans se fatiguer à l'excès et sans donner lieu à des symptômes d'asthénopie. Cette fatigue constante ne tardera pas à les affaiblir et aboutira à une insuffisance plus grande encore. Les maladies qui épuisent l'économie, telles que les fièvres graves, la diphthérie, etc., peuvent aussi produire une insuffisance temporaire, qui disparaît toutefois avec le retour des forces.

Le *traitement* de l'insuffisance des muscles droits internes peut être palliatif ou curatif ; le traitement palliatif comprend deux procédés :

1° Le premier consiste dans l'emploi de verres concaves que l'on fait porter au malade (lorsqu'il est myope) pour lire et travailler à des objets rapprochés. Supposons, par exemple, un malade atteint d'une myopie $= \frac{1}{6}$, si nous lui donnons une paire de lunettes qui lui permette de lire à la distance de 12 à 14 pouces, le degré de convergence des axes optiques (et l'effort qu'il réclamait des droits internes) diminueront en proportion, et le malade se trouvera alors en état de lire avec plus d'aisance et de facilité. Mais les lunettes n'ont qu'une action palliative, puisque les muscles droits internes, ayant maintenant beaucoup moins de travail qu'auparavant, s'affaibliront au lieu de se fortifier. Il faut se souvenir aussi du danger qu'offre l'emploi des verres concaves pour la vision rapprochée, je veux parler de la tendance qu'ont les malades, quand, au bout de quelque temps, leurs yeux éprouvent un peu de fatigue, à amener l'objet trop près de l'œil et à forcer ainsi leur pouvoir d'accommodation. Ces lunettes doivent avoir une légère teinte bleue, parce que les yeux dont nous parlons souffrent souvent de photophohie.

2° On peut encore soulager l'asthénopie par l'usage de prismes dont la base regarde en dedans. Supposons par exemple que, dans le travail *de près*, la tendance de l'œil à se dévier en dehors soit d'environ une ligne; or, l'interposition d'un prisme ayant sa base dirigée en dedans et d'une force suffisante pour neutraliser exactement cette déviation (en ramenant l'image rétinienne sur la tache jaune) donnera à la personne la possibilité de lire avec aisance, en diminuant l'action des droits internes et faisant disparaître les symptômes d'asthénopie. Il n'est pas toujours nécessaire de neutraliser toute la déviation, souvent en effet des prismes plus faibles suffiront. Il est toujours préférable de diviser le prisme entre les deux yeux, surtout lorsque sa force dépasse 8°. L'étendue de la déviation réclame-t-elle un prisme de 10°, il vaut mieux en prescrire un de 5° pour chaque œil. Dans la myopie ce prisme doit se combiner avec la lentille concave du degré voulu, tandis que dans l'hypermétropie, ou dans l'emmétropie lorsqu'il y a diminution de la portée de l'accommodation, il est bon de le combiner avec une lentille convexe, parce que la diminution de convergence des axes optiques s'accompagne d'un affaiblissement de la faculté accommodatrice.

Ces verres prismatiques sont particulièrement indiqués dans les cas légers d'insuffisance ou dans ceux où l'œil n'a qu'un pouvoir très-limité d'abduction pour la vision à distance, ce qui pourrait faire redouter l'apparition d'un strabisme convergent après la section du droit externe.

On a cru possible de guérir cette affection en fortifiant les muscles droits internes au moyen d'exercices constants avec des verres prismatiques maintenus devant l'un des yeux, leur base se dirigeant en dehors de manière que les rayons émis par l'objet radieux (une bougie qui serait placée à environ 8 pieds de distance) aillent frapper une portion de la rétine située légèrement en dehors de la tache jaune. Pour éviter la diplopie qui se produit de la sorte, l'œil se tournera alors légèrement en dedans, de façon à amener de nouveau les rayons sur la tache jaune [1]. En augmentant graduellement la puissance du prisme, on exerce le droit interne de plus en plus, aussi ne tardera-t-il guère à acquérir une force plus considérable.

Mais ce traitement exige beaucoup de patience et d'exactitude, aussi bien de la part du médecin que de celle du malade ; celui-ci généralement se fatigue vite de ces exercices qui, pour avoir quelque chance de succès, devraient se poursuivre pendant un temps assez long. D'autre part, pour peu que le prisme ait trop de puissance, au lieu de fortifier le

---

[1] Les myopes doivent être munis de lunettes concaves pendant ces exercices, afin d'être à même de voir la lumière distinctement.

muscle, il tendra plutôt à l'affaiblir en lui demandant des efforts exagérés.

Le meilleur plan de traitement consiste dans la section du muscle droit externe. Le but de cette opération est de fortifier le droit interne atteint d'une faiblesse pathologique, par la division de son antagoniste, de façon que le premier ait à lutter contre une résistance moindre. Ce que l'on doit se proposer tout d'abord, c'est toujours de mettre le malade en état de lire, d'écrire et de travailler à des objets rapprochés sans la moindre difficulté, et pour cela il faut naturellement se guider principalement sur l'état de la réfraction. Le malade est-il myope, il aura besoin de tenir l'objet beaucoup plus près de l'œil que s'il était emmétrope ou hypermétrope. Supposons qu'il soit atteint d'une myopie $= \frac{1}{7}$, il lui faudra lire à la distance d'environ 5 pouces 1/2 ; or, il importe qu'il puisse faire converger ses axes optiques d'une manière assurée, et pendant un certain temps, sur un objet placé à 4 pouces. C'est le résultat le plus important à obtenir ; or, on y arrivera sans trop de difficulté si, dans la vision à distance, il existe une légère tendance au strabisme convergent ; car, pour échapper à la diplopie amenée par cette déviation de l'œil, le droit externe se contractera et, en entraînant le globe oculaire légèrement en dehors, il corrigera le strabisme et fera de nouveau porter les deux axes optiques sur l'objet. Le degré de convergence que l'on peut, en toute sûreté, permettre pour la vision à distance, doit, cela va de soi, dépendre de l'énergie relative des droits interne et externe, et plus particulièrement du pouvoir d'abduction. Si dans une myopie de $\frac{1}{7}$, le droit interne n'était en état de résister, avant l'opération, qu'à un prisme de 4 à 5°, tandis que le droit externe pouvait surmonter l'effet d'un prisme de 14 à 16°, on pourrait, en toute sécurité, permettre une convergence de 1/2 ou 1 ligne pour la vision à distance, surtout si l'œil exclu par l'occlusion se déviait, avant l'opération, de $\frac{3}{4}$ ou d'une ligne en dehors, au moment où il était couvert. Dans un cas semblable, le droit externe conserverait encore après sa division assez de force pour rectifier le strabisme convergent.

Voici les considérations qui doivent guider l'opérateur au point de vue de l'étendue de la ténotomie :

1° Le degré de la myopie et, ce qui en est la conséquence, la distance pour laquelle les axes optiques doivent converger dans l'action de lire, etc.

2° La force des prismes auxquels les droits interne et externe sont en état de résister. La force du prisme contre lequel peut lutter le droit externe dans la vision à distance nous sert de guide pour l'étendue à donner à la ténotomie, car il n'y a aucun risque à corriger la déviation en dehors qui correspond à la force de ce prisme. Von Græfe a trouvé que l'effet primitif de l'opération peut même dépasser cette mesure de $\frac{2}{3}$ ou $\frac{3}{4}$ de ligne, de telle sorte que, à distance, il se produise, sur la ligne médiane, deux images homonymes, qui exigent, pour s'unir, un prisme de 10°. Tant que cette limite n'est pas dépassée, il n'y a pas à redouter que la diplopie homonyme demeure permanente. Pour éviter l'erreur qu'occasionnerait l'insuffisance temporaire du droit externe, il vaut mieux ne pas tenir l'objet sur la ligne médiane, mais à 15 ou 20° du côté nasal de l'œil opéré (Von Græfe).

3° Le degré de déviation en dehors qui se produit quand l'œil affecté est couvert et dans la vision à distance. La ténotomie réclame d'autant plus de soin que ce pouvoir d'abduction est moins considérable. Le degré d'insuffisance excède-t-il le prisme auquel l'œil est en état de résister par son effort d'abduction, dans la vision à distance, il importe de ne corriger qu'en partie l'insuffisance, et il faut limiter l'effet de l'opération par une suture conjonctivale. On peut encore favoriser l'effet de l'opération en se servant, pour la lecture, etc., de verres prismatiques avec la base dirigée en dedans. Dans les cas où le pouvoir d'abduction est extrêmement faible et l'insuffisance pour la vision distante à peu près nulle, la ténotomie est contre-indiquée, parce qu'elle serait, à coup sûr, suivie d'un strabisme convergent et par conséquent de diplopie dans la vision des objets éloignés. Il faut alors se contenter du traitement palliatif, à l'aide de verres prismatiques.

4° Le mode de déviation que subit l'œil quand l'objet se rapproche. Toutefois cette épreuve est moins exacte que les précédentes. Von Græfe estime qu'une correction considérable est indiquée quand l'œil tourne brusquement et d'un mouvement spasmodique en dehors au moment où se manifeste l'insuffisance du droit interne, tandis qu'il faut mettre plus de réserve dans l'étendue de l'opération, lorsque, à mesure que l'objet se rapproche graduellement des yeux, l'un d'eux se meut en dehors à peu près dans la même proportion que l'organe opposé se tourne en dedans, par un mouvement associé. L'œil affecté, arrivé à un certain point, reste-t-il stationnaire, sans nouvelle déviation apparente en dehors, la circonspection doit encore être plus grande.

Lorsque les droits internes sont tous les deux beaucoup plus faibles qu'à l'état normal, et que la déviation de l'œil sous l'occlusion de la main dépasse 1 ligne 1/2 ou 2 lignes, une double opération est nécessaire. Toutefois elle ne devra jamais s'accomplir en une seule séance. L'on commencera par diviser le droit externe de l'œil le plus affecté ; puis, au bout de quelques jours, quand on pourra se rendre compte du résultat final de l'opération, on fera un examen minutieux et attentif de l'autre œil, afin de s'assurer du degré d'insuffisance qui persiste encore et de déterminer quelle est l'étendue de l'opération qui est indiquée. Il est toujours plus sûr, à la seconde opération, de sectionner l'abducteur avec un soin extrême et tout près de son insertion, puis de faire l'épreuve des mouvements accommodatifs des yeux, du degré de convergence dans la vision à distance, de voir quel prisme il faut pour faire disparaître la diplopie homonyme ; alors, pour peu que la convergence excède la limite voulue, on fera une suture conjonctivale.

Ces cas d'insuffisance réclament souvent une grande délicatesse dans l'accomplissement de la ténotomie ; il est en outre de la plus grande importance que cette opération soit exécutée dans une mesure efficace, enfin tous les détails de l'opération demandent de l'attention, c'est pourquoi je me permets de donner ici un extrait de mon livre sur les « Maladies de l'OEil », page 659 (3ᵉ édition), c'est la description de l'opération de Von Græfe ; le lecteur trouvera dans cet ouvrage un exposé plus complet du strabisme.

« Comme l'opération est quelquefois fort douloureuse, le malade doit être soumis à l'influence du chloroforme. Les paupières doivent être écartées à l'aide du speculum à ressort, ou avec des élévateurs si le premier instrument n'était pas assez fort. Supposons qu'il s'agisse d'opérer le muscle droit interne de l'œil droit, un aide attirera l'œil en dehors avec une pince à fixation, en ayant soin d'agir dans la direction horizontale, et de ne pas faire rouler le globe oculaire sur son axe, sans quoi la position horizontale du droit interne se modifierait. Alors l'opérateur soulève avec des pinces fines un pli étroit mais profond de la conjonctive et du fascia sous-jacent, près du bord de la cornée et à égale distance environ du centre et du bord inférieur de l'insertion du droit interne. Ce pli est incisé d'un coup de ciseaux (les ciseaux doivent être courbes sur le plat et à pointes mousses); puis l'une des pointes de l'instrument est insinuée au-dessous du tissu fibro-celluleux dans une direction inférieure et interne, de manière à produire une ouverture infundibuliforme sous le fascia; ce temps de l'opération réclame une attention extrême pour que le débridement ne soit pas trop considérable. Si le tissu sous-conjonctival était épais et fort, il vaudrait mieux commencer par ouvrir seulement un petit pli de la conjonctive, et saisir en second lieu le fascia, pour le diviser séparément. Dès que le muscle est à découvert, il s'agit d'insinuer dans l'ouverture, au bord inférieur du tendon, le crochet mousse (dont l'extrémité se recourbe à angle droit et se termine par un léger renflement; voy. *fig.* 21). Appuyant la pointe, avec une certaine fermeté, contre la sclérotique, l'opérateur glisse le crochet à plat et de bas en haut sous le muscle, aussi près que possible de son insertion et de manière à embrasser toute la largeur du tendon. Il importe de faire attention à ne pas diriger la pointe du crochet en haut et en dehors, pour éviter

de perforer les fibres du tendon et de n'en saisir qu'une portion ; l'extrémité de l'instrument suivra donc plutôt la direction en haut et en dedans. Une fois le tendon saisi par le
crochet, on écartera doucement, avec la pointe des ciseaux,
la conjonctive qui en recouvre la partie supérieure, de manière à le mettre à nu, puis on le sectionnera d'un coup de
ciseaux aussi près que possible de son insertion. Quand la
section du tendon est achevée, on soulève légèrement la con-

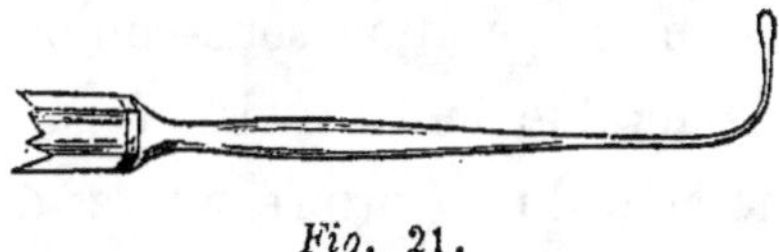

Fig. 21.

jonctive sur l'extrémité du crochet et l'on en introduit un
plus petit que l'on glisse en haut et en bas pour s'assurer de
la division des expansions latérales du tendon. Il faudrait
couper les quelques fibres qui auraient pu échapper et rechercher une seconde fois s'il n'en reste point quelques
autres. C'est un détail que le chirurgien ne doit jamais négliger, car les expansions latérales sont quelquefois considérables, le tendon s'étale en éventail, et il suffirait de quelques fibres non sectionnées pour brider l'œil et entraver le
résultat de l'opération.

« Dans ces derniers temps, j'ai adopté un procédé modifié
de l'opération de Von Græfe, modification qui rapproche ce
procédé de la méthode sous-conjonctivale. Je me sers de
ciseaux droits à pointes mousses et, au lieu de repousser la
conjonctive et de l'éloigner du crochet de manière à mettre à
découvert le tendon embrassé par ce dernier, je divise le
tendon tout près de son insertion et au-dessous de la con-

jonctive. De cette manière, les avantages de l'opération se combinent avec ceux de la méthode sous-conjonctivale. Le volume plus petit du crochet et la situation de l'incision (qui est entre le centre et le bord inférieur du tendon) font que le tissu fibro-celluleux est tendu et sectionné dans une étendue beaucoup moins considérable que dans l'opération sous-conjonctivale. D'un autre côté, la position et la direction de la plaie conjonctivale sont telles qu'elles permettent d'appliquer immédiatement une suture, lorsqu'elle est nécessaire; tandis que, dans l'opération sous-conjonctivale, il faudrait agrandir considérablement l'incision par en haut, pour obtenir quelque effet d'une suture sur les deux bouts sectionnés du tendon. Mais dans les cas où le degré du strabisme est assez considérable pour que l'on soit certain de n'avoir pas besoin de recourir à la suture, on peut employer la méthode sous-conjonctivale; il en est de même lorsqu'on n'a pas d'aide à sa disposition pour maintenir l'œil fixé dans la direction opposée à celle où l'on doit opérer.

« S'il arrivait qu'on vît le crochet, au moment de sa première introduction, glisser du côté de la cornée, sans avoir embrassé le tendon, c'est que le tissu sous-conjonctival n'aurait pas été sectionné du tout, ou que le crochet se serait insinué entre le fascia et la conjonctive. Dans le premier cas, il faudrait débrider le tissu fibro-celluleux; cela fait, il suffirait de réintroduire le crochet pour trouver le tendon.

« Voici la manière de pratiquer l'opération sous-conjonctivale de M. Critchett : — Le malade étant chloroformé, et ses paupières tenues écartées par le speculum à ressort, l'opérateur saisit un petit pli comprenant la conjonctive et le fascia sous-jacent près de l'angle supérieur de l'insertion du muscle droit; d'un coup de ciseaux droits et à pointes mousses il incise ces deux tissus; on peut encore les diviser séparément. Le bord inférieur du tendon est ainsi découvert, près de son point d'insertion. On glisse alors au-dessous de lui un crochet mousse (*fig.* 22) qui le saisit et le fait saillir. Cela fait, on introduit dans l'ouverture les pointes des ci-

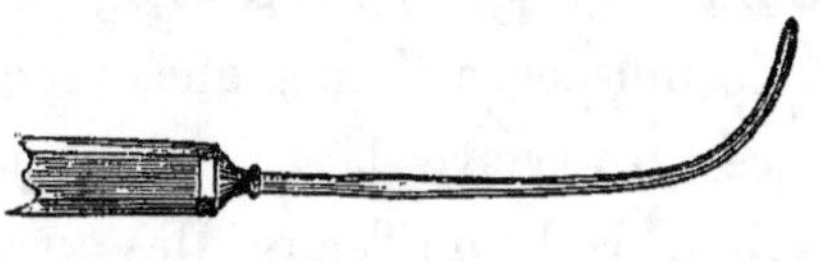

Fig. 22.

seaux (modérément ouverts), l'une suivant le crochet en arrière du tendon, l'autre en avant entre le tendon et la conjonctive, et l'on coupe le tendon près de son insertion par une série de coups de ciseaux. On peut faire une petite contre-ouverture au bord supérieur du tendon pour faciliter l'écoulement du sang épanché, et l'empêcher de s'étaler au-dessous de la conjonctive (Bowman). »

Soins consécutifs. — Ils sont des plus simples. Après avoir bien lavé l'œil et l'avoir débarrassé de tout le sang coagulé, on lui applique le pansement à l'eau froide pour le maintenir constamment humide le jour de l'opération, et prévenir ainsi tout épanchement considérable de sang au-dessous de la conjonctive. Il ne se formera point de bourgeons charnus sur le bout du tendon, si ce dernier a été coupé près de son insertion et si l'ouverture conjonctivale a été faite près des bords supérieur ou inférieur du tendon, de manière à ne pas laisser celui-ci à découvert.

L'effet immédiat de l'opération sur le strabisme ne représente pas le résultat définitif et permanent. On peut, à vrai dire, distinguer trois périodes dans les suites de la ténotomie : 1° la période qui suit immédiatement l'opération ; 2° celle qui survient au bout de trois ou quatre jours ; la troisième commence après l'intervalle de quelques mois et représente l'effet permanent. Pendant la première période, l'effet est considérable, parce qu'alors l'œil ne peut se mouvoir, dans la direction du muscle sectionné que, grâce à la connexion indirecte de ce dernier avec la sclérotique par les expansions latérales de la capsule de Tenon. Dès que le bout divisé du tendon s'est réuni à la sclérotique, ce qui se produit généralement au bout de trois ou quatre jours, le résultat s'atténue, car le muscle recommence alors à exercer une influence directe sur le globe oculaire. C'est la seconde période. Mais un nouveau changement de position se montre, en général, quelques semaines ou quelques mois après l'opération ; l'effet, au lieu de continuer à diminuer, s'est quelque peu accru. Ce résultat est dû à l'action du muscle opposé qui, par suite de l'affaiblissement de son antagoniste ,exerce maintenant une plus grande influence sur la position du globe.

J'ai déjà, dit que lorsque les droits internes sont tous les deux très-faibles, la ténotomie des deux abducteurs peut être indiquée, mais qu'il ne faut jamais faire cette double opération en une seule séance. Peu de jours après la section du tendon de l'un des yeux, on examinera l'autre œil avec soin pour déterminer le degré d'insuffisance qui persiste encore et voir dans quelle étendue l'opération est nécessaire. Cela fait, on sectionnera le droit externe de cet œil avec le plus grand soin et l'on fera l'essai des mouvements accommodatifs des yeux, aussi bien que du degré de convergence

pour la vision à distance et du prisme qui est nécessaire pour
fusionner les deux images homonymes; alors, pour peu que
la convergence excède la limite voulue, on procédera immédiatement à la suture conjonctivale. L'effet de la suture variera avec sa position et avec l'étendue de conjonctive em-
brassée par elle. Est-elle appliquée horizontalement sur le
centre du tendon, de manière à réunir la partie moyenne des
lèvres de la plaie conjonctivale, son effet sera à son maximum.
La suture diminue l'effet de l'opération en réavançant le
tendon, qui est intimement uni avec le tissu sous-conjonctival; il en résultera que les bouts divisés du tendon se rap-
procheront l'un de l'autre et que la rétraction du muscle sera
diminuée. Le point de suture peut rester en place pendant
vingt-quatre à trente-six heures.

CHAPITRE VI

PRESBYOPIE OU PRESBYTIE.

La presbytie s'annonce d'abord par l'impossibilité où se trouve la personne affectée de voir les petits objets (l'impression en petits caractères, les ouvrages délicats à l'aiguille, etc.), avec la même aisance ou la même clarté qu'elle le faisait auparavant; quant à la vision des objets éloignés, elle est parfaite. Pour voir les objets de petite dimension avec plus de netteté, le malade est obligé de les tenir plus éloignés de l'œil, ou même de chercher une lumière éclatante, afin de diminuer les cercles de diffusion sur la rétine en rétrécissant l'ouverture de la pupille. Mais comme les images rétiniennes de ces petits objets sont très-petites, en raison de la distance où se tiennent les objets, le presbyte ne tardera guère à éprouver une difficulté proportionnée pour les distinguer clairement; l'impression, par exemple, deviendra indistincte et confuse et les yeux éprouveront de la fatigue et de la douleur.

Dans la presbytie simple, le point éloigné se trouve à une distance normale de l'œil, les rayons parallèles se réunissent sur la rétine, et les verres concaves pas plus que les verres convexes (même après l'instillation d'atropine) n'améliorent en rien la vision distante. L'œil n'est ni myope ni hypermétrope. De fait, il n'y a pas d'anomalie de la réfraction, mais

seulement une réduction de la portée de l'accommodation ;
le point rapproché se trouve trop loin de l'œil, de là la difficulté de distinguer exactement les petits objets.

L'amblyopie coexiste parfois avec la presbytie et peut
même se confondre avec elle, parce que le malade amblyopique est également impuissant à voir nettement les petits
objets et que sa vue se trouve aussi améliorée par les verres
convexes qui lui procurent des images rétiniennes de plus
grande dimension. Dans l'œil purement presbyte, c'est-à-
dire libre d'amblyopie, nous devons être à même, à l'aide
du verre convexe approprié, de restituer l'acuité normale de
la vision, et l'amplitude normale d'accommodation. Aidé de
ce verre, il faut que le malade puisse lire le nº I de Snellen
à la distance d'environ 8 pouces. Est-il incapable de le faire,
ne peut-il déchiffrer que le nº IV ou le nº VI par exemple, ou bien est-il obligé de tenir l'objet très-près de son
œil (plus rapproché qu'il ne le faudrait d'après les dimensions de cet objet), il n'est pas seulement presbyte, il est de
plus atteint d'amblyopie. Nous pouvons donc établir comme
règle pratique que plus l'œil presbyte peut, à l'aide de verres
convexes, rapprocher sa vision et son étendue d'accommodation de celles d'un œil myope, moins l'altération de la vue
dépend de l'amblyopie, et *vice versâ*.

Donders a trouvé que dans l'œil normal (emmétrope) le
point rapproché s'éloigne graduellement, même à partir des
premières années de la vie, de plus en plus de l'œil et que,
en raison de cette circonstance, la vision des très-petits objets devient proportionnellement de plus en plus difficile.
Cette récession du point rapproché se manifeste déjà vers la
dixième année et progresse ensuite régulièrement avec l'âge.

A 40 ans, il se trouve à peu près à 8 pouces de l'œil; à 50 ans, à 11 ou 12 pouces et ainsi de suite. L'œil normal n'éprouve d'inconvénient ou d'incommodité de cette récession que vers l'âge de 40 à 45 ans.

Ce changement de position du point rapproché se rencontre dans tous les yeux, l'emmétrope, l'hypermétrope et le myope (pourvu que le dernier reste sain).

Mais le point distant commence aussi dans l'œil emmétrope à s'éloigner quelque peu vers l'âge de 50 ans, de telle sorte qu'alors l'œil devient légèrement hypermétrope (la vision distante s'améliorant à l'aide de verres convexes). A 70 ou 80 ans, l'hypermétropie peut arriver à égaler $\frac{1}{24}$ c'est-à-dire que le malade peut voir distinctement à distance avec un verre convexe de 24 pouces de foyer. Cette hypermétropie qui, au début, est seulement *acquise*, peut par la suite devenir absolue, de sorte que le malade est non-seulement incapable d'adapter son œil pour les rayons divergents, mais même pour les rayons parallèles.

Cet éloignement de l'œil du point le plus rapproché de la vision et l'affaiblissement de l'accommodation qui en est la conséquence, sont dus principalement à un changement des parties de l'organe oculaire qui se modifient passivement durant l'acte de l'accommodation, et dépendent moins de l'altération de celles qui jouent un rôle actif dans cette fonction. En effet, le muscle ciliaire, l'agent actif de l'accommodation, est généralement normal, bien qu'il puisse, à une période plus avancée de l'existence, subir des altérations séniles. Tandis que l'organe qui se déforme passivement dans l'accommodation, la lentille cristallinienne, devient graduelle-

ment de plus en plus ferme avec les années ; et, par suite de
cette augmentation de consistance, le même degré d'énergie musculaire ne saurait plus produire le même changement qu'autrefois dans la forme du cristallin.

Au début, naturellement, on n'éprouve aucun inconvénient de cette récession graduelle du point rapproché ; le
fait est qu'on ne s'en aperçoit que lorsqu'il s'est reculé à une
assez grande distance pour que les petits objets ne se laissent
plus distinguer aisément. Mais alors, à quelle limite l'œil
peut-il donc être considéré comme presbyte ? Donders est
d'avis qu'il y a presbytie dès que le point rapproché s'est reculé au delà de 8 pouces de l'œil ; c'est qu'alors, en effet, les
malades commencent généralement à se plaindre que le travail assidu à de petits objets leur devient pénible et fatigant.
Il est vrai que l'on rencontre de temps en temps des personnes douées d'une vue assez forte, pour leur permettre de
lire et d'écrire pendant des heures sans éprouver le moindre
inconvénient, alors même que leur point rapproché se
trouve à 11 ou 12 pouces de l'œil. Mais ce sont des cas ex-
ceptionnels. Considérons donc, avec Donders, l'éloignement
du point rapproché au delà de 8 pouces de l'œil comme le
début de la presbytie.

Cette détermination du commencement de la presbytie, d'a-
près une distance définie, va nous permettre de trouver aisément le *degré* de l'infirmité (Pr). Voici le procédé facile que
propose Donders. « Supposons, dit-il, que le point rapproché
du presbyte, p^2, soit situé à n pouces parisiens de l'œil, la
limite mentionnée plus haut (8 pouces) étant admise, P$r =$
$\frac{1}{8} - \frac{1}{n}$. Si p^2 se trouve à 16 pouces, le degré de presbytie,

$\mathrm{P}r = \dfrac{1}{8} - \dfrac{1}{16} = \dfrac{1}{16}$. Si p^2 est à 24 pouces, $\mathrm{P}r = \dfrac{1}{8} - \dfrac{1}{24} = \dfrac{1}{12}$. C'est-à-dire que, pour amener p^2 à 8 pouces et neutraliser ainsi la presbytie, il faudra des verres de $\dfrac{1}{8} - \dfrac{1}{n}$ environ, et, dans les exemples que nous avons donnés, ces verres seront de $\dfrac{1}{16}$ et de $\dfrac{1}{12}$ [1].»

Le lecteur n'aura pas manqué d'être frappé de ce fait que, d'après notre manière d'envisager la presbytie comme une anomalie qui se manifeste quand le point rapproché est situé au delà de 8 pouces, non-seulement l'œil emmétrope (normal), mais même l'œil *myope* ou l'*hypermétrope*, peut être atteint de presbytie. Prenons par exemple une personne affectée de vue basse et dont le degré de myopie $= \dfrac{1}{16}$ (son point distant se trouvant à 16 pouces de l'œil), si son point rapproché est situé à 12 pouces, elle est tout à la fois myope et presbyte. Sa myopie $= \dfrac{1}{16}$, sa presbytie $= \dfrac{1}{24}$. Cette double anomalie ne saurait, cela va sans dire, se rencontrer quand la myopie est considérable, qu'elle égale $\dfrac{1}{6}$ par exemple (le point distant se trouvant à 6 pouces de l'œil).

La presbytie peut également coexister avec l'*hypermétropie*. Si, avec le verre convexe qui neutralise l'hypermétropie — qui rend l'œil hypermétrope capable de faire concourir sur la rétine les rayons parallèles et les rayons divergents — le point rapproché se trouve à 12 pouces de l'œil, le ma-

[1] Donders, *Anomalies de la réfraction et de l'accommodation*.

lade est non-seulement hypermétrope, mais encore presbyte. Il lui faudra deux séries différentes de lunettes convexes, une paire qui lui permettra de voir les objets situés à partir de 12 pouces jusqu'à l'infini, et une autre paire plus forte qui amènera son point rapproché en deçà de 12 pouces.

L'amplitude d'accommodation d'un œil presbyte se trouve aisément à l'aide de la formule $\frac{1}{A} = \frac{1}{P} - \frac{1}{R}$. Admettons qu'un œil de ce genre soit en état de voir à partir de 10 pouces jusqu'à l'infini (∞), son point rapproché (p) est situé à 10 pouces, son point éloigné (r) à ∞, sa portée d'accommodation est donc $= \frac{1}{10} - \frac{1}{\infty} = \frac{1}{10}$. $\frac{1}{A} = \frac{1}{10}$.

L'opportunité et la nécessité de l'usage des lunettes pour les personnes dont la vue est longue ne sont plus en question. Il faut leur en donner dès que la presbytie leur fait éprouver le plus léger ennui, l'incommodité la plus insignifiante. C'est un point sur lequel il existe des préventions fâcheuses. Ainsi certains médecins croient que les presbytes doivent se passer de lunettes le plus longtemps possible dans la crainte que l'habitude ne les rende indispensables.

Erreur, car si on laisse travailler ces malades sans lunettes, on observe que la presbytie ne tarde pas à augmenter rapidement.

Nous avons déjà montré par quel calcul facile se trouvent les verres appropriés. p (le point rapproché) est situé, je suppose, à 16 pouces de l'œil, $Pr = \frac{1}{8} - \frac{1}{16} = \frac{1}{16}$. Un verre convexe de 16″ de foyer ramènera de nouveau le point rapproché à 8″ de l'œil. Il faut toutefois donner des verres un peu plus faibles, parce que, en raison de la convergence plus grande des axes optiques, le point rapproché serait, en réalité, au moyen de ces verres (convexes 16) amené en deçà de 8 pouces. Dans un âge avancé, quand il survient quelque diminution dans l'acuité de la vision, le point rapproché peut quelquefois être amené jusqu'à 6 ou 7″ et il peut se rapprocher d'autant plus que l'amplitude de l'accommodation est plus considérable.

Lorsqu'il n'existe pas d'hypermétropie, on peut généralement donner les verres les plus faibles à l'aide desquels le n° 1 de Snellen apparaît distinctement et se lit avec facilité à environ 12 pouces de distance. Cependant j'ai souvent constatés que, si le malade lit et écrit beaucoup et a toujours eu l'habitude de tenir son livre à une distance considérable, il éprouve, au début, beaucoup d'inconvénient lorsque son point rapproché est amené à 10 ou 12 pouces. Il faut donc lui donner des verres qui ne fassent avancer ce point qu'à la distance de 16 pouces environ. L'usage de ces verres lui permettra de travailler sans fatigue pendant de longues heures de suite. On peut ensuite les changer graduellement pour de plus forts.

Dans le choix des lunettes propres aux presbytes, il faut se guider particulièrement sur le degré de leur pouvoir d'accommodation. S'il est convenable, on peut donner à ces personnes des verres qui ramènent le point rapproché à 8 pouces; mais lorsque cette faculté est très-affaiblie, il faut choisir des verres assez faibles pour que ce point se trouve à 10 ou 12 pouces de l'œil.

Comme conclusion, j'appellerai particulièrement l'attention du lecteur sur ce fait important à savoir, que l'accroisse-

ment très-rapide de la presbytie, est l'un des symptômes
prémonitoires du glaucôme. Un malade vous dit-il que sa
vue s'est allongée si rapidement depuis quelques mois, qu'il
s'est trouvé pendant cet espace de temps dans l'obligation de
changer à plusieurs reprises ses lunettes pour des verres de
plus en plus forts, ce seul fait doit donc suffire à éveiller vos
soupçons et vous impose le devoir de rechercher si cette personne ne présenterait pas d'autres symptômes prémonitoires
du glaucôme, par exemple des arcs-en-ciel autour d'une bougie, des obscurcissements périodiques de la vue, etc. Von
Græfe pense que ce rapide accroissement de la presbytie est
très-probablement dû à une exagération de la pression intra-
oculaire et à l'aplatissement de la cornée. Mais il dépend
plus vraisemblablement de l'action de cette pression sur les
nerfs qui animent le muscle ciliaire, ce qui amène la paralysie de ce dernier.

CHAPITRE VII

Nous avons déjà dit (page 35) que sous le nom d'hypermétropie on désigne une condition particulière de l'œil dans laquelle le pouvoir réfringent de cet organe est trop faible, ou l'axe optique trop court, de telle sorte que le point focal du système dioptrique se trouve en arrière de la rétine; il en résulte que, quand l'œil est à l'état de repos, les rayons même parallèles ne viennent pas former leur foyer sur la couche des bâtonnets, mais au delà de la rétine, et que seuls les rayons convergents se réunissent sur cette membrane.

L'œil emmétrope unit les rayons parallèles sur la rétine sans aucun effort d'accommodation, il possède en outre le pouvoir de s'adapter sans difficulté pour les rayons divergents, émis par des objets situés à 6 ou 8 pouces de l'œil; il a même la faculté de faire concourir sur la rétine, pendant quelques instants, des rayons venant de 3 à 4″ de distance. Le point focal du système dioptrique se trouve dans l'œil emmétrope, exactement sur la rétine (*fig.* 10, p. 32).

Dans l'œil myope, on doit s'en souvenir, l'état de la réfraction est trop grand, ou l'axe optique trop long, de telle sorte que, quand l'œil est dans l'état de repos, le foyer du système dioptrique se trouve en avant de la rétine, alors les rayons parallèles (émanant d'objets situés à une distance infinie) viennent faire leur foyer en avant de cette membrane, et il n'y a que les rayons plus ou moins divergents qui se réunissent sur la rétine (*fig.* 11, page 34).

Or, l'hypermétropie se caractérise par l'état précisément opposé. Le pouvoir réfringent de l'œil est si faible, ou son axe optique est tellement court que, dans l'état de repos absolu de l'accommodation, les rayons parallèles ne s'unissent pas sur la rétine, mais au delà, et ce sont seulement les rayons convergents qui font leur foyer sur cette membrane. Dans ces conditions, il s'agit donc de donner aux rayons parallèles émanant d'objets distants une direction convergente à l'aide d'une lentille convexe ; c'est ainsi que le lecteur s'expliquera comment l'œil hypermétrope réclame des verres convexes pour voir les objets éloignés. On rencontre même des malades à qui il faut des lunettes plus fortes pour la vision des objets rapprochés. La conséquence de cet affaiblissement du pouvoir réfringent de l'œil, c'est que, tandis que l'organe normal réunit les rayons parallèles sur sa rétine sans le moindre effort d'accommodation, l'œil hypermétrope a déjà besoin pour obtenir ce résultat d'exercer sa force accommodatrice dans une mesure plus ou moins considérable, suivant le degré d'hypermétropie. Cet effort augmente, cela va sans dire, en raison directe de la proximité de l'objet. Le degré d'hypermétropie est-il modéré, et la force accommodatrice bonne, le malade sera peut-être en état même de lire et d'écrire sans éprouver d'incommodité particulière. Mais, dans l'hypermétropie absolue, la vision ne saurait être distincte à aucune distance.

La figure 23 représente un œil hypermétrope dans lequel
soit en raison du raccourcissement de l'axe antéro-postérieur
ou de la diminution du pouvoir réfringent, les rayons parallèles ne viennent pas faire leur foyer sur la rétine (r), mais au
delà en f; des cercles de diffusion (bb) se forment sur la rétine, et par suite, l'objet apparaît confus et indistinct. Pour
remédier à cet inconvénient, l'œil subit un changement
d'accommodation capable d'augmenter sa puissance réfrin-

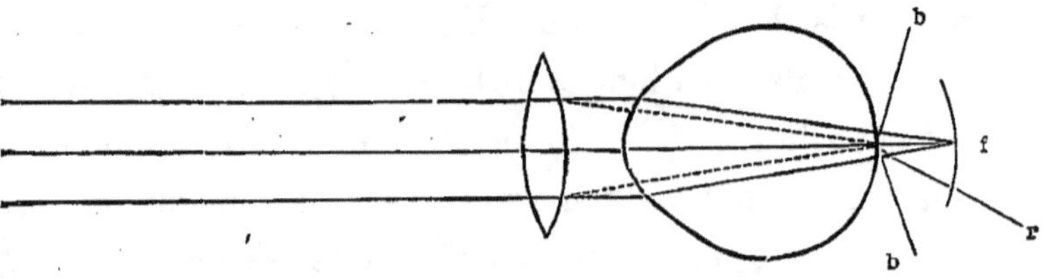

Fig. 23.

gente dans une mesure suffisante pour réunir les rayons parallèles en r. Cet effort d'accommodation doit être d'autant
plus grand que l'œil hypermétrope est moins réfringent ; il
faut encore que cet effort augmente, cela va sans dire, proportionnellement à la diminution de distance de l'objet.
L'interposition d'une lentille convexe convenable donne aux
rayons parallèles la convergence nécessaire pour les réunir
sur la rétine (r), sans aucun effort d'accommodation ; l'œil
hypermétrope se trouve ainsi ramené à la condition de l'œil
normal, dans lequel les rayons parallèles vont, sans le
moindre effort d'accommodation, faire leur foyer sur la rétine.

Cette anomalie dépend généralement d'une construction
particulière de l'œil. L'organe hypermétrope est plus petit

et plus aplati que l'œil emmétrope ; c'est surtout suivant l'axe antéro-postérieur que ce défaut s'accentue davantage, bien que l'œil souffre dans toutes ses dimensions. Il ne paraît pas remplir exactement l'ouverture palpébrale, mais on peut observer un petit espace entre l'angle externe et le globe oculaire. Si l'on invite le malade à faire mouvoir l'œil en dedans le plus possible, on verra encore que la portion postérieure du globe est plus aplatie et plus comprimée qu'elle ne l'est dans l'œil emmétrope. Pour Donders l'œil hypermétrope est un organe arrêté dans son développement, dans lequel la rétine a moins d'expansion, le nerf optique est plus petit et a moins de fibres que dans l'œil normal. Cet auteur croit en outre que l'hypermétropie s'accompagne souvent d'une forme typique de la face, qui dépend surtout du peu de profondeur de l'orbite et prête à la physionomie un aplatissement particulier. La construction hypermétropique du globe oculaire est congénitale et souvent héréditaire.

L'ophthalmoscope nous offre aussi le moyen de diagnostiquer l'hypermétropie, mais ici les apparences sont précisément l'opposé de celles offertes par l'œil myope (page 68).

1. Le fond peut, dans ce cas, se voir également à l'image droite à une distance considérable, mais nous en obtenons une image droite (et non comme dans la myopie une image renversée), car si, pendant que nous fixons le nerf optique ou l'un des vaisseaux rétiniens, nous portons la tête d'un côté, l'image se *déplace dans la même direction*. Un coup d'œil jeté sur la figure 24 nous donnera l'explication de ce phénomène.

Soit *a* l'œil hypermétrope, *b* l'œil de l'observateur ; *a* est adapté pour son point éloigné (rayons convergents), par conséquent les rayons réfléchis par le fond de l'organe émergeront dans une direction divergente, comme s'ils provenaient d'un point situé en arrière de la rétine, et ils doivent par conséquent tomber aussi en un faisceau divergent sur l'œil de l'observateur. Si celui-ci est myope (adapté pour des rayons divergents), les rayons feront leur foyer sur sa rétine sans le secours d'aucune lentille correctrice interposée entre

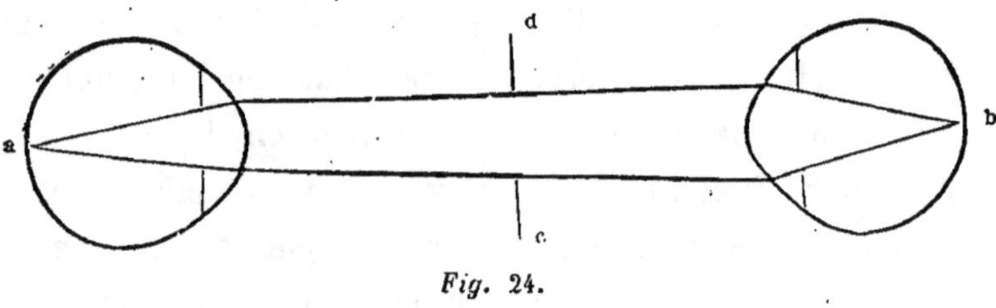

Fig. 24.

son œil et l'ophthalmoscope. Mais son œil est-il emmétrope (adapté, dans son état de repos, pour les rayons parallèles), il faudra de deux choses l'une, ou que cet œil s'adapte pour un point plus voisin ou qu'il soit aidé par une lentille convexe placée derrière le miroir. La lentille convexe la plus forte au moyen de laquelle les détails du fond se laissent encore voir à l'image droite nous procure une estimation relative du degré de l'hypermétropie existante.

L'image de l'œil observé sera droite, car *c* et *d* conservent leurs positions respectives.

2. Si l'observateur se rapproche, tout en continuant l'examen à l'image droite, le champ de vision apparaît beaucoup plus grand et l'image, plus éloignée de l'œil, a ses dimensions considérablement diminuées, tandis que sa clarté et sa lcooration ont pris une intensité remarquable. Lorsque l'hy-

permétropie est de degré intense, on peut embrasser d'un coup d'œil non-seulement la totalité du disque optique, mais encore une portion considérable du fond qui l'environne. L'observateur est-il emmétrope, il a besoin, pour obtenir une image distincte, soit de placer une forte lentille convexe derrière le miroir, soit d'adapter son œil pour un point plus rapproché. Avec le mode d'examen indirect, l'image du disque optique est beaucoup plus grande que celle de l'œil emmétrope, parce qu'elle se forme plus loin de l'objectif (de la lentille objective).

Le diagnostic ophthalmoscopique rend souvent de grands services, spécialement chez les jeunes enfants affectés de strabisme, dont on désire déterminer l'état de la réfraction, mais qui sont trop jeunes pour lire. D'autre part, dans le spasme du muscle ciliaire dépendant de l'hypermétropie, cette dernière anomalie peut se trouver si complétement masquée que le malade ne puisse voir à distance qu'avec des verres légèrement concaves, et nullement avec des verres convexes. Cette circonstance pourrait faire croire à l'existence de la myopie, mais l'ophthalmoscope montre que la réfrac-tion a un caractère prononcé d'hypermétropie. Toutefois, dans les cas de ce genre, il faut que le malade dirige son re-gard sur quelque objet éloigné ou le laisse errer dans l'espace, de manière à relâcher complétement son accommodation. Ces malades offrent l'occasion d'observer la variation des apparences ophthalmoscopiques suivant que l'accommodation est au repos absolu ou qu'elle est appelée en action par le besoin de la vision rapprochée.

L'hypermétropie se présente sous des formes diverses que nous distinguerons d'après la classification de Donders.

On peut la diviser tout d'abord en deux classes comprenant l'hypermétropie *congénitale* et l'hypermétropie *acquise*.

La dernière se rencontre chez les gens âgés dont l'œil a subi des altérations séniles. A propos de la presbytie, nous avons vu que le point rapproché commence à s'éloigner de l'œil vers la dixième année et qu'il continue à rétrograder ainsi, sans interruption, jusqu'à la vieillesse. Le point éloigné reste stationnaire jusqu'à l'âge de quarante à quarante-cinq ans environ, et s'écarte ensuite graduellement de l'œil; à l'âge de cinquante-cinq ou soixante, cet éloignement est manifeste pour l'œil emmétrope; en effet il est alors devenu hypermétrope et il a besoin d'un verre convexe pour la vision distincte des objets éloignés. Toutefois, ce phénomène varie beaucoup suivant les individus. Vers soixante-dix ou quatre-vingts ans, l'hypermétropie atteint souvent $\frac{1}{24}$. Cet écartement du point éloigné — cette diminution du pouvoir réfringent de l'œil — est évidemment dû aux altérations séniles du tissu de la lentille cristallinienne qui devient plus ferme et plus consistante, avec les années, et dont la surface s'aplatit quelque peu.

L'absence du cristallin donnera également lieu, cela va de soi, à une hypermétropie *acquise* très-considérable.

L'hypermétropie *originelle* peut se subdiviser en hypermétropie *manifeste* (H. *m.*) et en hypermétropie *latente* (H. *l.*).

Pour déterminer la présence de l'hypermétropie, on invite le malade à lire le n° **XX** à la distance de 20 pieds. Supposons qu'ils puisse s'en acquitter avec aisance; on essaye alors le verre convexe le plus fort avec lequel il peut encore lire clairement et distinctement, on a ainsi le degré de l'hypermétropie *manifeste*. Le convexe n° 20 est-il le verre le plus fort avec lequel la lecture du n° **XX** peut se faire d'une manière distincte (le convexe 18 empirant la vue) H $m = \dfrac{1}{20}$.

Il faut essayer chaque œil séparément, parce que le degré d'hypermétropie peut varier dans les deux organes. On fait ensuite lire au malade une très-petite impression avec cette lentille; s'il est en état de lire le n° 1 avec clarté et facilité à une distance de l'œil qui n'excède pas 5 à 6 pouces, on est sûr que la portée de son accommodation est bonne. La position du point rapproché, ainsi que l'amplitude de l'accommodation variera, naturellement, avec l'âge du malade.

Hypermétropie latente. — Mais, malgré que le verre convexe n° 20 soit le verre le plus fort avec lequel il peut voir à distance, le degré de l'hypermétropie peut en réalité dépasser de beaucoup $\dfrac{1}{20}$. En voici la raison : c'est que le malade a une telle habitude d'exercer son accommodation (même dans la vision à distance) qu'il lui est impossible de la relâcher tout d'un coup, même quand il n'a plus besoin de la mettre en jeu, lorsque comme ici le vice de construction de l'œil se trouve compensé par une lentille convexe. Pour trouver le degré réel de l'hypermétropie, nous devons donc paralyser son accommodation à l'aide d'une forte solution d'atropine (0^{gr},25 p. 30). Ce médicament agira pendant 2 ou 3 heures. Au bout de ce temps, nous examinons de nouveau le malade, alors peut-être constaterons-nous qu'il lui est totalement impossible de lire le n° XX à 20 pieds sans verres, ou même avec la lentille convexe n° 20. Pour s'en acquitter avec facilité il lui faudra peut-être le verre convexe n° 8; or, cette différence de puissance des verres exigés avant et après la paralysie du muscle ciliaire nous indique dans quelle étendue il exerçait son accommodation avant l'application de l'atropine. Toutefois cette grande différence n'existe que chez les jeunes sujets, doués d'une latitude convenable d'accommodation. L'atropine ne doit s'appliquer que sur un œil à la fois. Son effet disparaît au bout de 6 ou 7 jours. Mais, comme la vue s'en trouve fort obscurcie, il ne faut y recourir que dans les cas où il importe de connaître d'une manière précise le degré de l'hypermétropie latente. De légers degrés d'hypermétropie restent souvent inaperçus jusqu'à l'âge de vingt ou vingt-cinq ans, époque où les symptômes d'asthénopie commencent à apparaître lorsque le malade est obligé de travailler assidûment à des objets rapprochés. Ces symptômes éveillent nos soupçons, puis nous constatons, en lui plaçant des verres convexes devant les yeux, qu'il arrive à distinguer les objets distants beaucoup mieux avec cette lentille que sans elle. Si nous ne laissions les verres qu'un moment, l'existence de l'hypermétropie pourrait nous échapper, parce que le malade a une telle habitude d'exercer sa faculté accommodatrice, même pour les objets éloignés, qu'il lui est impossible de la relâcher immédiatement. Mais s'il continue de regarder à travers les lentilles pendant quelques minutes, il s'aperçoit que les objets distants deviennent peu à peu plus distincts et mieux définis. Pour nous assurer du degré de l'hypermétropie et de l'étendue suivant laquelle la personne est obligée d'exercer son accommodation dans la vision à distance, nous examinerons l'œil avec l'ophthalmoscope, où nous paralyserons sa faculté accommodatrice par l'instillation d'une forte solution d'atropine.

Nous sommes ainsi amenés à la division suivante de l'hypermétropie manifeste (d'après Donders) en hypermétropie *m. facultative*, hypermétropie *m. relative* et hypermétropie *m. absolue*.

Dans l'hypermétropie *facultative* le malade est capable de voir convenablement (avec les axes optiques parallèles) à une distance infinie, avec ou sans l'aide de verres convexes, et sa vue est généralement assez fine pour lui permettre de lire l'impression en petits caractères et de travailler à des ouvrages délicats. Il arrive souvent que, durant leur jeunesse, les personnes en question ne se plaignent d'aucune fatigue en travaillant, mais qu'elles sont atteintes de presbytie plus tôt que les sujets emmétropes ; alors les symptômes d'asthénopie ne tardent pas à se manifester. Cette forme d'hypermétropie facultative doit se distinguer de la variété que Donders désignait autrefois sous ce nom. Cette dernière se rencontre quelquefois ; mais il s'agit d'yeux emmétropes qui, outre la vision parfaite dont ils jouissent de près et à distance, sont encore capables de relâcher leur pouvoir d'accommodation dans une telle mesure qu'ils peuvent réunir des rayons convergents sur la rétine, car ils sont en état de voir à distance avec des verres légèrement convexes.

Dans l'hypermétropie *relative*, l'œil peut également s'accommoder pour des rayons parallèles ou des rayons divergents et jouir d'une vision nette de près et à distance, mais il n'y parvient qu'en faisant converger les axes optiques pour un point plus rapproché que celui où l'objet est situé ; c'est-à-dire en acquérant, en fait, un strabisme convergent périodique. Cette anomalie ne se rencontre pas très-souvent dans l'enfance, mais elle est plus fréquente vers le moment de la

puberté et dans les premières années de la virilité. La vue
est toujours plus ou moins affectée, et le malade a de la difficulté pour trouver la distance exacte à laquelle il peut le
mieux voir.

Dans l'hypermétropie *absolue* la vision est indistincte
aussi bien à la distance infinie que pour les objets rapprochés ; en effet le malade ne peut réunir les rayons sur la
rétine même au prix du plus violent effort d'accommodation,
pas plus qu'avec la plus forte convergence des axes optiques.
Le foyer des rayons divergents, comme celui des rayons
parallèles, reste situé en arrière de la rétine. On ne la
rencontre pas souvent chez les individus jeunes, puisqu'ils
possèdent généralement un pouvoir d'accommodation assez
énergique pour en triompher. Un examen superficiel pourrait faire prendre un malade de ce genre pour une personne atteinte de myopie compliquée d'amblyopie ; en effet,
il est dans l'impossibilité de voir distinctement à distance
sans le secours de lunettes, c'est de la myopie — dirait-on
à tort ; mais il ne saurait non plus lire l'impression en très-
petits caractères, d'où la supposition erronée de l'amblyopie.

Un fait curieux, c'est qu'avec un degré d'hypermétropie
considérable le malade arrive souvent à mieux lire quand
les caractères ne sont qu'à une courte distance de l'œil que
lorsqu'ils en sont éloignés de 10 à 12 pouces. Von Græfe
attribue cette particularité en partie à la diminution que
subit l'ouverture pupillaire dans la vision des objets rapprochés ; ce rétrécissement de la pupille retranche quelques-uns
des rayons périphériques et atténue par conséquent les
cercles de diffusion formés sur la rétine. Cet auteur a montré
encore qu'en approchant un objet de l'œil, les cercles de dif-

fusion augmentent comparativement moins d'étendue sur la rétine d'un hypermétrope que les images rétiniennes. Par conséquent, les intervalles qui séparent les lettres ont plus de chance de se conserver quand on tient l'impression à 5 ou 6 pouces, que quand on lit à la distance de 10 à 12 pouces. Dans ce dernier cas, il y aurait moins de différence entre la dimension des images rétiniennes et des cercles de diffusion, de sorte que les lettres apparaîtraient plus confuses et plus indistinctes. Mais en dehors de ces raisons le degré plus grand de convergence et l'accroissement, qui en résulte, de l'action de la faculté accommodatrice, ont bien probablement une certaine influence dans la facilité qu'a le malade de mieux voir à une distance de 5 à 6 pouces.

Nous avons déjà vu que le point rapproché s'éloignant avec les années, il arrive vers l'âge de 45 ans à environ 9 à 10 pouces de l'œil et, à l'exemple de Donders, nous avons admis que la presbytie débute quand le point rapproché se trouve au delà de 8 pouces. Un œil hypermétrope peut donc, à un certain âge, devenir presbyte; ou encore, un œil normal à l'origine peut devenir presbyte à 45 ans, et hypermétrope vers 50 ou 60, de telle sorte que la presbytie et l'hypermétropie sont quelquefois coexistantes dans le même œil. Un malade hypermétrope est-il incapable, avec le secours des verres qui neutralisent son hypermétropie, de lire la très-petite impression en deçà de 12 à 14 pouces de l'œil, il est également presbyte. Il peut donc réclamer un double système de verres, une paire pour la vision à distance et une seconde plus forte pour lire.

La latitude de l'accommodation d'un œil hypermétrope est facile à trouver. L'on commencera par le transformer

en œil normal en le munissant du verre convexe qui lui permettra de voir distinctement les objets éloignés sans faire
agir pour ainsi dire son pouvoir d'accommodation ; puis,
l'on cherchera le point le plus rapproché auquel il peut, avec
l'aide de ce verre, lire le n° 1 distinctement et sans peine. Si le
malade a besoin pour la vision distante du convexe n° 20 avant
l'instillation de l'atropine et du convexe n° 10 après cette
instillation, l'on essayera son point le plus rapproché avec
un verre intermédiaire — le n° 16 par exemple, car le n° 10
serait trop fort. L'habitude qu'il a prise de forcer son accommodation s'oppose à ce qu'il puisse commander réellement et tout d'un coup son point rapproché avec le verre
convexe n° 10.

Supposons maintenant qu'avec ce verre convexe 16, son
point rapproché (p) se trouve à 7 pouces ; son point éloigné (r)
est à une distance infinie (∞) ; car il peut voir les objets distants avec le verre n° 16 sans grand effort, bien que le
convexe 20 soit le meilleur. La latitude de l'accommodation
$\frac{1}{A}$ se trouvera à l'aide de la formule $\frac{1}{A} = \frac{1}{P} - \frac{1}{R}$. Or, $p =$
$7''$, $r = \infty$, donc $\frac{1}{A} = \frac{1}{7} - \frac{1}{8} = \frac{1}{7}$. La latitude de l'accommodation $= \frac{1}{7}$.

Je dois faire remarquer de nouveau que cette méthode
de trouver la latitude de l'accommodation n'est pas d'une
exactitude mathématique ; elle l'est suffisamment cependant
pour tous les besoins de la pratique.

Dans les degrés considérables d'hypermétropie, on constate presque toujours une diminution plus ou moins grande
de l'acuité de la vision. D'après Donders cette complication

est due en partie à la structure particulière de l'œil hypermétrope. Les images rétiniennes sont plus petites que dans
l'œil emmétrope, parce que le point nodal est situé plus près
de la rétine, aussi la vue est-elle améliorée par les verres
convexes qui ramènent en avant le point nodal. L'amblyopie peut dépendre encore de l'astigmatisne et de la diminution du nombre des fibres nerveuses du nerf optique et
de la rétine.

L'hypermétropie est très-fréquemment la cause de l'asthénopie. Cette affection a reçu une grande variété de noms —
asthénopie, hebetudo visus, vision affaiblie, amaurose
musculaire, etc. Elle se distingue par les symptômes suivants : Le malade est incapable de regarder d'une manière
continue les objets rapprochés pendant un certain temps,
comme dans l'action de lire, d'écrire, etc., sans que ses yeux
se fatiguent. Les caractères deviennent confus et indistincts,
les lettres se mettent à danser l'une sur l'autre ; un sentiment
de tension et de douleur est éprouvé dans la région oculaire
et au-dessus du sourcil, si le malade persiste dans son
travail ; la fatigue précédente ne tarde pas à s'aggraver ;
parfois même elle prend le caractère de mal de tête (que
l'on confond souvent avec la céphalalgie nerveuse ou mi-
graine) ; en même temps l'œil peut devenir larmoyant, rouge
et donner une impression de chaleur et de malaise. Rien
cependant dans l'état apparent de l'œil ne justifie cet
état de choses. Il paraît parfaitement normal, les milieux réfringents sont limpides, la vision est bonne,
la convergence des axes optiques parfaite, la mobilité du
globe intacte. L'ophthalmoscope ne révèle non plus rien
d'anormal, sauf peut-être un léger état de congestion et

d'hypérémie de la rétine et de la choroïde. Et pourtant l'œil est complétement inutile pour le *travail* assidu, *de près*, pour lire, écrire, coudre, graver, etc.; car les symptômes d'asthénopie qui apparaissent bientôt obligent à laisser l'ouvrage de côté. Alors ces symptômes s'évanouissent rapidement et le malade peut reprendre son occupation jusqu'à ce que leur réapparition nécessite un nouvel intervalle de repos ; plus celui-ci se prolongera, plus le malade pourra poursuivre ensuite son travail.

Tous les ophthalmologistes savent par expérience combien le plus souvent le traitement des cas de ce genre est fastidieux, et le peu de résultat que l'on obtient d'ordinaire après avoir épuisé toute la liste des remèdes prescrits par la routine. Purgatifs, sédatifs, toniques, contre-irritants, altérants, leur nom est légion ! Et pourtant ne se montrent-ils pas presque toujours d'une futilité désespérante dans la curation de cette affection ? Mais d'où vient leur impuissance ? De ce que, dans la grande majorité des cas, l'asthénopie ne dépend pas d'un excès de fatigue des yeux, ni de la débilité générale, mais soit de l'hypermétropie, soit d'une insuffisance des muscles droits internes du globe oculaire.

Ce fut certes un grand *bienfait* que cette découverte de Donders; en effet, en nous apprenant que la plupart des cas d'asthénopie dépendaient de l'hypermétropie, elle nous apportait en même temps le moyen de les guérir d'une manière permanente par l'emploi de verres convexes appropriés. Depuis la première fois que l'attention des médecins a été ainsi appelée sur ce fait important, j'ai examiné un grand nombre de personnes atteintes d'asthénopie et j'ai trouvé que dans la grande majorité cette anomalie tenait à l'hypermétropie.

Dans ces cas d'asthénopie dépendant de l'hypermétropie, l'ophthalmoscope révèle parfois une certaine congestion de la choroïde et de la rétine. Or, je sais que dans des cas de ce genre les malades ont reçu le conseil pressant de s'abstenir de tout travail et en particulier d'éviter l'emploi des lunettes. Sans doute, si la congestion était considérable, on ferait aussi bien de laisser les yeux se reposer pendant quelque temps, de recourir à la douche oculaire, etc.; mais, généralement la congestion n'est que très-légère, et l'on parvient à la faire disparaître, et même à la prévenir par l'usage de verres convexes. Elle ne résulte, en fait, que de la tension exagérée de l'appareil accommodateur, et disparaîtra par conséquent dès que la nécessité de cet effort aura disparu, grâce à la neutralisation de l'hypermétropie au moyen des verres convexes.

Certains auteurs étaient d'avis que l'asthénopie pouvait se dissiper en accoutumant graduellement l'œil à des verres de plus en plus faibles, de manière à arriver en fin de compte à en rendre l'emploi complétement superflu. Mais le lecteur est à même de comprendre en ce moment à quel point le système directement opposé est nécessaire dans l'hypermétropie. Désire-t-on guérir le malade d'une manière permanente, il faut lui éviter tout effort immodéré de son accommodation, et l'on ne saurait y parvenir qu'à l'aide de verres convexes appropriés.

J'appellerais particulièrement l'attention des médecins sur ce fait important, à savoir, que l'asthénopie est due, dans la grande majorité des cas, à l'hypermétropie et que les malades externes qui, soumis à tout autre mode de traitement, assiégent pendant des mois et même des années nos salles de consultation sans obtenir de soulagement, peuvent être guéris rapidement et à jamais par le traitement convenable de leur hypermétropie. Or, quelles conséquences ne peut pas avoir la négligence de ce fait pour la multitude des ouvrières en couture, des horlogers, des graveurs, etc., sans parler des autres dont l'avenir est menacé et qui mourront de faim, par suite de l'incapacité où ils sont de continuer leurs occupations !

Il ne faudrait pas croire cependant que tous les cas d'hypermétropie doivent nécessairement s'accompagner de symptômes d'asthénopie. Ceux-ci peuvent faire défaut lorsque le pouvoir d'accommodation est bon et que le degré d'hypermétropie n'est que modéré; lorsque ce dernier est très-considérable, l'asthénopie n'est pour ainsi dire jamais absente. On s'exposerait à laisser passer inaperçue l'existence de l'hypermétropie en ne tenant qu'un instant les verres devant les yeux du malade, parce qu'il y a impossibilité pour celui-ci à relâcher soudainement son accommodation dans une mesure suffisante. C'est pourquoi l'on doit toujours, dans les cas de ce genre, examiner les malades à l'ophthalmoscope, procédé qui permet de constater avec précision le degré réel de l'hypermétropie; ou, lorsqu'on peut le faire sans grand inconvénient, paralyser la puissance de l'accommodation par l'instillation d'une forte solution d'atropine, pour déterminer ensuite le degré d'hypermétropie.

La forme d'asthénopie dont nous parlons et qui dépend de la fatigue du système musculaire de l'accommodation, peut être appelée asthénopie *accommodative*, par opposition à la *musculaire* qui est due à l'insuffisance des muscles droits internes et à l'asthénopie *rétinienne*.

Il est une autre forme d'asthénopie accommodative résultant de la débilité et d'un manque d'énergie de l'appareil musculaire de l'accommodation, comme on en rencontre souvent à la suite des maladies graves, de la diphthérie, etc., nous en parlerons plus au long dans le chapitre consacré à la paralysie de l'accommodation.

L'asthénopie rétinienne se distingue par l'absence d'hypermétropie et d'insuffisance des muscles droits internes, et par la présence de symptômes d'irritation et d'hyperesthésie de la rétine. Les malades se plaignent que leurs yeux deviennent douloureux, rouges et larmoyants lorsqu'ils veulent les employer à un travail rapproché ; cependant l'acuité de la vision est généralement parfaite, et ce qui oblige les malades à interrompre leur travail, ce n'est pas le défaut de netteté des lettres, etc., mais la douleur et l'irritation de l'œil. Les symptômes de ce genre peuvent encore se prolonger longtemps après que l'ouvrage a été mis de côté. Le sentiment de tension qu'éprouvent les malades au-dessus des sourcils et qui est si caractéristique de la forme accommodative, fait défaut, mais il existe souvent une photophobie et une chromopsie considérables. Dans les cas graves, tous ces symptômes sont fort prononcés, et sont de plus en plus persistants ; en outre, l'état d'irritation et d'hyperesthésie peut s'étendre de l'œil à des branches plus éloignées de la 5e paire. L'ophthalmoscope fait découvrir généralement une hyperémie du nerf optique et de la rétine. Le traitement consiste surtout dans l'administration des toniques, un bon régime, des bains froids, plus particulièrement des bains de mer; on donnera en même temps une grande attention à la santé générale, on prescrira des douches oculaires, des verres bleus et le repos complet et prolongé des yeux. Le traitement débilitant, l'irritation provoquée par des vésicatoires à demeure, etc., aggravent souvent l'affection à un haut degré.

Traitement. — Voyons maintenant les verres qu'il convient de donner aux personnes hypermétropes. Théoriquement, il paraîtrait juste de neutraliser l'hypermétropie à l'aide d'une lentille convexe pour transformer ainsi l'œil en un organe emmétrope ; cette lentille formant, pour ainsi parler, partie intégrante de l'œil. Mais la pratique condamne cette manière de faire.

Dans l'hypermétropie facultative, il n'est pas besoin de prescrire des verres pour la vision à distance, parce que le malade voit très-bien sans leur secours. Il y a plus, des lunettes convexes seraient désavantageuses ; en effet, après les avoir portées pendant quelque temps, le malade aurait perdu la faculté de voir distinctement sans elles ; nous n'avons pas besoin de dire quel inconvénient ce serait. Aussi ne doit-on jamais les ordonner, excepté dans les cas d'hypermétropie absolue ou relative d'un degré considérable. S'il existe des symptômes d'asthénopie, il faut donner, pour lire, etc., des verres qui soient un peu plus forts que ceux qui corrigent l'hypermétropie manifeste. Sont-ils trop forts et fatigants pour les yeux, on les changera pour de plus faibles, en ayant soin d'en augmenter graduellement la puissance jusqu'à ce que l'asthénopie ait disparu.

Dans l'hypermétropie relative et absolue, la vision à distance réclame le secours de lunettes, car dans ce cas l'œil ne voit pas distinctement les objets éloignés. J'ai l'habitude de commencer par les verres qui neutralisent l'hypermétropie manifeste et je recommande aux personnes jeunes de les porter aussi bien pour la vision à distance que pour la vision rapprochée. S'ils se montrent trop forts pour les objets éloignés, on en prescrit une paire plus faible, dont on augmente graduellement la puissance. S'ils ne soulagent pas l'asthénopie, ou s'il existe une presbytie concomitante, on en donnera une paire plus forte pour lire, écrire et coudre.

Dans l'emploi des lunettes pour lire, écrire, etc., il est toujours sage d'interrompre le travail pendant quelques minutes toutes les demi-heures ou toutes les heures. Cette suspension repose l'œil et lui permet ensuite de reprendre ses occupations avec une vigueur nouvelle et une nouvelle facilité. Lorsque l'asthénopie ne disparaît pas complétement sous l'influence des verres, l'on doit examiner le pouvoir de convergence, car on voit parfois avec l'hypermétropie coexister une insuffisance des muscles droits internes, dont l'asthénopie peut dépendre en partie. L'accommodation a-t-elle subi une fatigue considérable à la suite de travaux assidus et de près, exécutés sans le secours des lunettes, ou existe-t-il un spasme du muscle ciliaire, l'accommodation doit être placée dans l'état de repos absolu, à l'aide d'une forte solution d'atropine qui paralyse le muscle accommodateur ; et cette paralysie doit être maintenue pendant plusieurs semaines.

Donders a montré que le strabisme convergent dépend très-souvent de l'hypermétropie. Une personne atteinte de cette dernière anomalie est toujours obligée d'accommoder plus ou moins, pour voir avec netteté. Même à distance il faut déjà qu'elle fasse agir son accommodation pour neutraliser l'hypermétropie ; or, plus l'objet se rapproche, plus augmentera cette tension de l'accommodation. Il existe cependant une certaine relation entre l'accommodation et la convergence des axes optiques, car l'augmentation de cette dernière entraîne une augmentation correspondante de la force accommodatrice. En voici la preuve : si l'on place un prisme à base externe devant un œil hypermétrope, cet œil se déviera en dedans pour éviter la diplopie qui surviendrait dans la vision à distance ; or, cette convergence permettra à l'organe de s'adapter aux rayons parallèles (objets distants), tandis qu'avec les axes optiques parallèles, il exigeait auparavant des rayons convergents, c'est-à-dire qu'il fallait qu'une lentille convexe rendît convergents les rayons émis par un objet éloigné, pour qu'ils fissent leur foyer sur la rétine. — D'un autre côté, quand on place un verre concave devant un œil normal, on le transforme en un organe hypermétrope ; les rayons parallèles vont concourir *en arrière* de la rétine et l'œil exige soit un effort d'accommodation, soit le secours d'une lentille convexe pour ramener leur foyer sur la rétine. Si le verre concave n'a qu'une force modérée, une augmentation de la force accommodatrice, — une exagération de convexité du cristallin — neutralisera l'effet du verre concave et viendra à bout de cette hypermétropie artificielle. Mais il se peut que le verre concave soit trop fort pour se laisser soumettre de la sorte, alors l'œil réussira souvent à se dégager de son influence en se déviant en dedans (strabisme convergent volontaire) et accroissant ainsi son pouvoir d'accommodation. Or le même phénomène se présente souvent dans l'hypermétropie ; l'œil louche en dedans pour augmenter sa puissance accommodatrice. C'est ce que l'on a appelé strabisme périodique. Au début, on ne remarque aucune déviation de l'axe optique tant que la personne ne fixe pas quelque chose énergiquement ; mais, dès qu'il porte le regard avec une grande force d'application sur quelque objet, voisin ou distant, le strabisme convergent se produit. Parfois cette déviation n'a lieu qu'avec la vision rapprochée, le strabisme disparaissant aussitôt que l'œil se porte sur un point éloigné. Au bout d'un certain temps, le strabisme devient permanent, particulièrement chez les personnes qui exercent leur vue sur des objets rapprochés, qu'elles lisent, écrivent ou s'occupent de couture. On le rencontre très-fréquemment chez les enfants vers la troisième ou la quatrième année quand ils commencent à regarder les choses avec attention ou à se servir de leurs yeux pendant longtemps pour voir des objets rapprochés. A la première apparition de cette tendance à loucher, on peut la corriger en neutralisant l'hypermétropie à l'aide de verres convexes ; mais en général elle réclame une opération.

Depuis que Donders a pour la première fois indiqué cette connexion entre l'hypermétropie et le strabisme convergent, je me suis fait un devoir d'examiner un grand nombre de cas de strabisme et j'ai trouvé que l'hypermétropie était présente dans la grande majorité des strabismes convergents. Le degré de l'hypermétropie n'est généralement pas très-considérable, il varie de $\frac{1}{40}$ à $\frac{1}{16}$ ou $\frac{1}{12}$.

Il existe naturellement d'autres causes de strabisme convergent, telles que la myopie, la paralysie du muscle antagoniste, les opacités des milieux dioptriques, etc., mais je soutiens que, de toutes ces causes, l'hypermétropie est la plus fréquente.

J'ai dit que cette forme de strabisme se produit souvent pendant l'enfance ; que, pour corriger l'hypermétropie par une action plus énergique de sa puissance accommodatrice, l'enfant, involontairement, à son insu, louche en dedans quand il a besoin de voir quelque chose avec netteté. Le strabisme devient bientôt permanent, l'image de l'œil louche se supprime (pour éviter la diplopie) et très-souvent la vision de cet œil ne tarde pas à se détruire d'une manière irrémédiable, si l'on néglige de faire l'opération du strabisme en temps opportun. Malgré cela, certains ophthalmologistes sont encore imbus de l'idée qu'il ne faut pas opérer le strabisme chez les enfants. Quelle opinion erronée, et que d'yeux ont dû être sacrifiés sous son influence !

Voilà par exemple un enfant atteint d'hypermétropie et qui louche en dedans pour accroître son pouvoir d'accommodation, ce strabisme va devenir bientôt permanent. Pour éviter la diplopie, l'image de l'œil louche est supprimée par le cerveau ; mais cette annulation de la pseudo-image ne tarde guère à amener la détérioration de la vue et peu à peu la vision de l'œil strabique s'affaiblit considérablement et parfois même se détruit d'une manière presque complète. De là la nécessité d'opérer le strabisme aussitôt que possible, pendant que la vue est encore bonne. J'ose affirmer, sans la moindre hésitation, que l'on sauverait ainsi la vue de l'œil louche, sinon dans tous les cas, au moins dans le plus grand nombre. Dans quelques-uns de ces cas d'amblyopie, par défaut d'usage de l'organe, la vue de l'œil amblyopique s'améliore quelquefois notablement sous l'influence de l'exercice avec de fortes lentilles convexes.

Après l'opération du strabisme sur des yeux atteints d'hypermétropie, l'on doit toujours prévenir le malade et ses proches du retour possible du strabisme, dans le cas où le traitement de l'hypermétropie par l'usage de verres convexes serait négligé.

Mais il peut y avoir dans l'hypermétropie un strabisme *apparent*, à direction non plus convergente, mais divergente. On constate une déviation en dehors des axes optiques non douteuse, bien marquée ; et pourtant les deux yeux sont fixés fermement sur l'objet, ni l'un ni l'autre ne faisant le plus léger mouvement quand le congénère se ferme. Le strabisme n'est donc pas réel, mais seulement apparent. C'est encore Donders qui a appelé particulièrement l'attention sur ce fait et c'est à lui que l'on en doit l'explication. Hemlholtz a fait voir (voy. page 28) que l'axe optique et la ligne visuelle (ligne imaginaire tirée de la tache jaune à l'objet visé) ne se correspondent point, mais que la dernière tombe sur la cornée légèrement en dedans du centre de cette membrane, formant avec l'axe un angle d'environ 5°. Or, il est évident que, si les lignes visuelles sont parallèles, les axes optiques doivent nécessairement être légèrement divergents, et tel est en réalité le cas dans l'œil normal, mais cette divergence est tellement faible et nous y sommes si habitués, qu'elle échappe à l'observation. Mais, dans certains cas, la ligne visuelle peut changer de position relativement à l'axe optique et, pour peu que cette déviation soit considérable, elle donnera lieu à un strabisme apparent. Dans les yeux hypermétropes la ligne visuelle coupe toujours la cornée en dedans et à une distance considérable de l'axe optique, formant avec celui-ci un angle que Donders n'évalue pas à moins de 7°,55. Ses recherches lui ont même montré que le maximum de cet angle peut aller jusqu'à 11°,3, au lieu de 5°. Que des yeux semblables regardent un objet distant, ils paraîtront affectés d'un strabisme divergent ; car, tandis que les lignes visuelles sont fixées sur l'objet, les axes optiques en divergent. Dans la myopie, c'est le contraire ; en effet, la ligne visuelle, au lieu de se trouver en dedans de l'axe optique, peut se confondre avec lui, ou même lui être légèrement externe ; dans ce dernier cas, il se produira un strabisme apparent convergent ; puisque, tandis que les lignes visuelles se rencontrent sur l'objet, les axes optiques doivent nécessairement se croiser en deçà du point visé.

CHAPITRE VIII

Nous avons vu que les anomalies de la réfraction se résolvent en deux, savoir : la myopie et l'hypermétropie. Mais l'état de la réfraction peut varier dans les différents méridiens du même œil, ainsi il est quelquefois emmétrope dans le méridien vertical, et myope ou hypermétrope dans le diamètre horizontal, ou *vice versâ*. Il arrive encore qu'il existe dans les divers méridiens des différences de degré et même de forme dans l'emmétropie. Ce défaut de symétrie a reçu le nom d'astigmatisme (*à* privatif et στίγμα, point) qui signifie que les rayons émanant d'un même point ne vont pas concourir en un seul point. Ce défaut particulier [1] fut observé pour la première fois par Thomas Young (1793) qui l'attribua à quelque inégalité de structure du cristallin, tandis que pour Wharton Jones l'anomalie avait son siége dans la cornée. Donders a prouvé que cet état pathologique est fréquent, que bon nombre de cas d'amblyopie congénitale en dépendent et qu'il peut se guérir à l'aide de verres cylindriques appropriés.

Mais même dans l'œil normal la cornée ne réfracte pas également dans tous ses méridiens, car la distance focale du

---

[1] On trouvera dans l'ouvrage de Donders un exposé historique de ce sujet fort intéressant.

système dioptrique est généralement plus courte dans le méridien vertical que dans le diamètre horizontal. Aussi de fines lignes verticales se laissent-elles voir de plus loin que des lignes horizontales, tandis que par contre les dernières peuvent être vues de plus près que les lignes verticales. On peut répéter cette expérience en tirant sur une page des lignes verticales et horizontales ou en se servant de l'optomètre de Von Græfe.

Les barres ou lignes sont-elles disposées en croix, nous serons incapables de distinguer à la fois la ligne horizontale et la ligne verticale, avec une égale clarté et une égale netteté, à une seule et même distance; ainsi, je suppose que la ligne verticale se laisse voir d'une manière claire et nettement définie, pour obtenir une image également distincte de la ligne horizontale, nous devrons la rapprocher de l'œil, et *vice versâ*. Ces faits prouvent que le méridien vertical a une distance focale plus courte que le diamètre horizontal, et c'est pour cette raison que les lignes horizontales se voient distinctement à une distance plus courte que les lignes verticales. En effet, comme les rayons qui sont réfractés dans le méridien vertical se réunissent plus tôt que ceux qui sont réfractés dans le plan horizontal, ces derniers donnent lieu à la production de cercles de diffusion sur la rétine sous forme de petites lignes horizontales qui ne troublent pas les images des lignes horizontales, mais nuisent à celles des lignes verticales.

Il est fort important pour l'étude de l'astigmatisme que le lecteur comprenne parfaitement ces faits préliminaires, c'est ce qui m'engage à donner l'extrait suivant de l'ouvrage de Donders avec les figures explicatives. L'auteur, après avoir dit qu'une barre verticale se laisse voir de plus loin et une barre horizontale à une distance plus rapprochée, continue ainsi : « Ces expériences prouvent que les points des méridiens réfringents ne sont pas disposés symétriquement autour d'un seul axe. L'asymétrie est de telle nature que la distance focale est plus courte dans le méridien vertical que dans le diamètre horizontal. Ainsi, pour voir une raie verticale avec netteté, il faut que les rayons, qui, dans un plan horizontal, divergent de chaque point de la ligne, aillent faire leur foyer sur la rétine ; il n'est pas nécessaire que ceux qui divergent dans un plan vertical soient de même réunis préalablement en un seul point, parce que les images de diffusion *encore existantes* dans une direction verticale se recouvrent les unes les autres sur la raie verticale. D'un autre côté, il suffit, pour voir nettement une barre horizontale, que les rayons de lumière qui divergent dans un plan vertical se réunissent en un seul point sur la rétine. Or, les lignes horizontales, suivant notre remarque, se voient d'une manière nette à une plus courte distance que les lignes verticales, par conséquent les rayons situés dans un plan vertical, qui sont réfractés suivant le méridien vertical de l'œil, vont concourir plus rapidement en un foyer que ceux d'égale divergence situés dans un plan horizontal ; donc le méridien vertical a une distance focale plus courte que le méridien horizontal.

« La justesse de cette idée ressort encore de la forme des images de diffusion d'un point lumineux. Dans l'accommodation exacte la tache de diffusion est très-petite et à peu près circulaire, tandis qu'un point plus rapproché apparaît étendu en largeur et qu'un plus éloigné semble s'être étendu en hauteur. Il importe que la signification de ce phénomène soit bien comprise, aussi croyons-nous devoir insister sur son explication.

« Supposons que la déviation totale de lumière dans l'œil soit produite par une simple surface réfringente convexe dont le rayon de courbure le plus court se trouve dans le méridien vertical et le plus long dans le méridien horizontal. Ces deux cercles représentent dans ce cas les méridiens principaux. Un cône de rayons émis par un point lumineux, situé sur le prolongement de l'axe visuel, vient tomber sur une ouverture circulaire centrale de cette surface (*fig.* 25, *vv*, *hh*); ne considérons de ce cône que les rayons situés dans

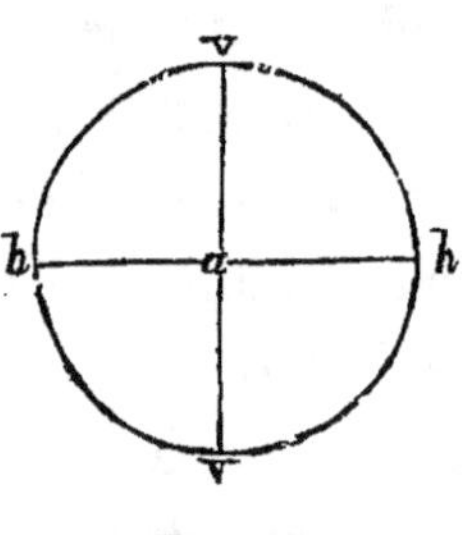

Fig. 25.

le plan vertical *vv*, et les rayons situés dans le plan horizontal *hh*, dont *vv* et *hh* représentent respectivement les points les plus externes. Après la réfraction, les uns et les autres se rapprochent de l'axe visuel (qui est perpendiculaire au plan du dessin et passe par *a*), toutefois *v,v* le font plus rapidement que *h,h*. Avant leur union, ces rayons se trouvent donc dans l'ellipse A, comme le montre la figure 26, puis *v,v* arrivent à se rencontrer en un point B, alors que *h,h* n'ont pas encore fait leur foyer. Ainsi nous avons maintenant suc-

cessivement *v,v* qui se sont déjà entrecoupés, *h,h* qui se rapprochent l'un de l'autre, C, D, E ; puis *h,h* font leur point
de concours, en même temps *v,v* se séparent davantage, F ;
enfin G montre les quatre rayons après l'intersection de *h,h*
et un nouvel écart de *v,v*. Le foyer de *v,v* se trouve donc sur
l'axe à un point très-antérieur B, celui de *h,h* à un point très-
reculé F. L'espace qui sépare les deux points, où s'entrecoupent les rayons des différents méridiens, peut s'appeler
l'intervalle focal (ou Brennstrecke de Sturm). Les figures
qui précèdent représentent les formes successives de la sec-

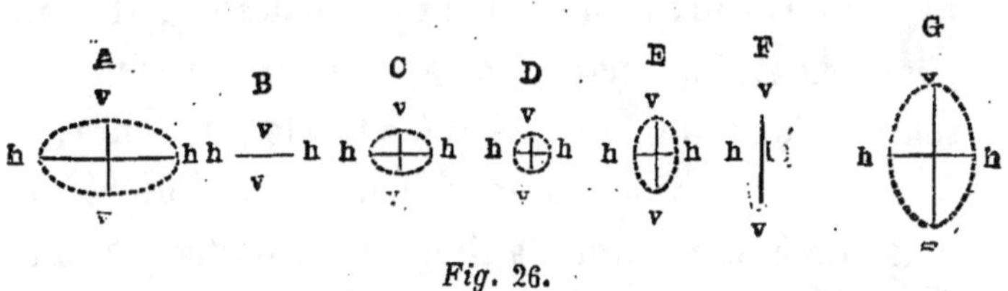

Fig. 26.

tion du cône lumineux. Au milieu de l'intervalle focal, D,
cette section sera à peu près circulaire ; de part et d'autre
elle passera par la forme elliptique pour arriver, en augmentant d'excentricité, à une simple ligne ; en avant les ellipses
seront allongées horizontalement, G, et aboutiront à une ligne
horizontale B ; postérieurement, les ellipses seront allongées
verticalement, E, et aboutiront à une ligne verticale F ; tandis
qu'en avant et en arrière de l'intervalle focal, se trouveront,
en A et en G, des ellipses plus grandes et chacune plus
allongée dans son sens respectif. »

La figure 27 montre la position de ces figures relativement
à l'intervalle focal. Dans le cône lumineux émanant du point
L sont représentés les rayons qui tombent sur le méridien

vertical VV et ceux qui frappent le méridien horizontal HH. Les premiers se réunissent en *o*, les derniers en *m*, *om* est donc l'intervalle focal.

A, B, C, D, E, F et G, dans les deux figures 26 et 27 représentent les lettres correspondantes. Les rayons qui se trouvent dans le plan du méridien vertical VV (fig. 27) font leur foyer en *o*, point où les rayons qui se trouvent dans le plan du méridien horizontal HH ne sont pas encore réunis, mais forment la ligne horizontale *hh* (la ligne focale *antérieure*). Les rayons HH s'unissent plus en arrière en *m*, point où les rayons verticaux forment la ligne verticale *vv* (la ligne focale *postérieure*). La distance entre ces deux lignes focales représente l'intervalle focal. La ligne focale antérieure *hh* correspond à la position du méridien du pouvoir réfringent le plus faible, tandis que la ligne focale postérieure *vv* répond à celle du méridien de la plus forte réfraction. En général, le malade astigmate essaye, sans en avoir conscience, de régler son accommodation de façon à ce que la portion moyenne de l'intervalle focal tombe sur la rétine; de cette manière il ne se forme qu'un petit cercle de diffusion D (fig. 26) et l'objet apparaît plus distinct qu'il ne serait vu

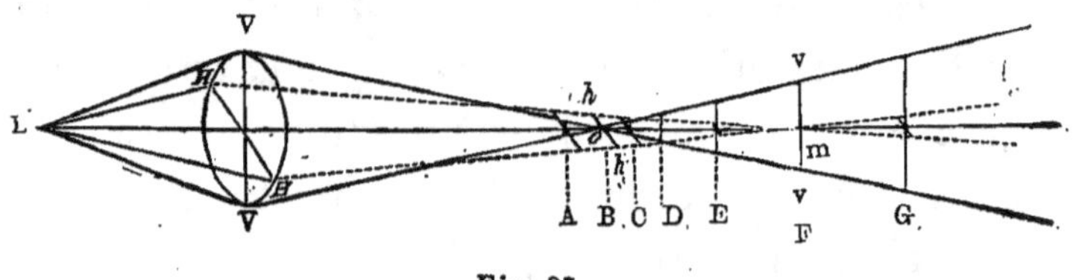

Fig. 27.

aux extrémités antérieure ou postérieure de l'intervalle focal. Si l'extrémité antérieure de l'intervalle focal tombe sur la rétine (dans le cas où cette extrémité se trouve être le foyer du méridien vertical), l'image d'une flamme circulaire se dessinera sous forme d'une ligne lumineuse horizontale. Ce sera naturellement le contraire, si c'est l'extrémité postérieure de l'intervalle focal qui tombe sur la rétine (au cas où cette extrémité représente le foyer du méridien horizontal), la flamme en effet apparaîtra comme une ligne lumineuse verticale. Il en résulte que des raies horizontales et verticales se verront d'une manière nette et distincte quand les images de diffusion de tous les points de la raie forment respectivement des lignes horizontales et verticales qui se recouvrent les unes les autres dans la raie ; et cette condition se présente quand les deux extrémités de l'intervalle focal correspondent respectivement à la surface sentante de la rétine (Donders).

Nous avons supposé jusqu'ici que les axes principaux de courbure correspondent avec les méridiens verticaux et horizontaux, cependant nous devons dire qu'ils dévient parfois considérablement de la verticale et de l'horizontale. Dans notre hypothèse, le minimum de courbure correspond avec le méridien horizontal et le maximum avec le vertical, mais le contraire peut même se produire, l'on voit alors le maximum de courbure coïncider avec le méridien horizontal.

L'aberration qui est due à une différence dans la distance focale des deux méridiens principaux (ces deux méridiens n'ayant pas la même force de réfraction), s'appelle astigmatisme *régulier* et dépend de la courbure de la cornée. Tandis qu'on donne le nom d'astigmatisme *irrégulier* à l'aberration qui est due à une différence de réfraction dans un seul et même méridien (la force de réfraction variant dans les divers secteurs du même méridien); cette dernière tient généralement à une particularité de structure de la lentille cristalline et ne saurait être corrigée par des verres cylindriques. Elle donne souvent lieu à la polyopie monoculaire. Les deux formes coexistent quelquefois. Le degré d'astigmatisme régulier qui se rencontre dans les yeux normaux est généralement trop faible pour déterminer un affaiblissement de la vision ; mais quand il est plus considérable, la vue est indistincte. Cette amblyopie dépend de la formation sur la rétine de cercles de diffusion qui s'entrecroisent et se recouvrent mutuellement. Les cercles de diffusion et le défaut de netteté de la vision qui en résulte sont d'autant plus considérables que la différence de force réfringente est plus grande dans les méridiens principaux. Pour peu que l'astigmatisme ait d'intensité, il amène des troubles notables dans l'exercice de la fonction visuelle, aussi bien pour les objets voisins que pour les objets éloignés. L'œil est-il en même temps myope ou hypermétrope, il n'y a point de lentilles *sphériques* capables de produire une amélioration très-prononcée, on n'arrive pas avec leur secours à élever l'acuité de la vision à la moyenne normale.

Le *diagnostic* de l'astigmatisme ne présente pas généralement de grandes difficultés ; cependant, si l'on veut éviter au débutant une grande perte de temps et une confusion non moins grande, il est nécessaire de procéder à l'examen suivant une ligne déterminée. On emploie un grand nombre de procédés pour découvrir la présence de l'astigmatisme et en évaluer le degré ; voici toutefois les méthodes les plus simples et les plus pratiques.

Avant tout, il faut commencer par examiner avec soin l'acuité de la vision et déterminer le numéro de l'échelle de Snellen que le malade peut lire à la distance de 20 pieds. — Dans le cas où l'acuité de la vision serait au-dessous de la mesure normale (le malade étant incapable de lire le n° XX), on verra si elle peut y atteindre avec le secours de lentilles sphériques concaves ou convexes. Ces verres sont-ils impuissants, l'on doit soupçonner la présence de l'astigmatisme et se mettre en mesure de déterminer la situation des deux méridiens principaux (c'est-à-dire le maximum et le minimum de courbure). Voici un moyen d'arriver à cette détermination. On a un grand écran noir percé d'une petite ouverture à travers laquelle le malade doit regarder un point lumineux éloigné, dont le diamètre variera de 2 à 4 millimètres. Le malade visera ce point à la distance de 12 à 16 pieds. La lumière ne lui apparaîtra pas circulaire si l'œil est astigmatique, mais elle sera allongée dans une certaine direction suivant que la lumière est en deçà ou au delà du point pour lequel l'œil est accommodé. Ainsi, j'admets que l'organe soit astigmatique et que le maximum de courbure coïncide avec le méridien vertical, on sait que l'image se dessinera sous forme d'une ligne ; or, cette ligne lumineuse sera horizontale si l'œil est adapté pour un point plus éloigné, et verticale s'il est accommodé pour un point plus rapproché. On place alors devant l'œil alternativement de faibles lentilles concave et convexe (qui transforment ainsi l'organe en un œil myope ou hypermétrope) pour amener alternativement sur la rétine les lignes de diffusion antérieure et postérieure. La direction de ces lignes dépendra, cela va sans dire, de la direction du méridien principal.

Mais voici un meilleur moyen de diagnostic ; il consiste dans l'emploi d'une figure composée de lignes droites qui s'entrecroisent au centre d'un cercle. Les meilleures m'ont paru être celles du docteur Green [1] et je les emploie de préférence à toutes les autres. L'auteur se sert de trois figures, qui peuvent se disposer de manière à amplifier et contrôler les résultats obtenus. Cependant l'emploi d'un seul diagramme me suffit (*fig.* 28). Il se compose d'un cercle traversé par

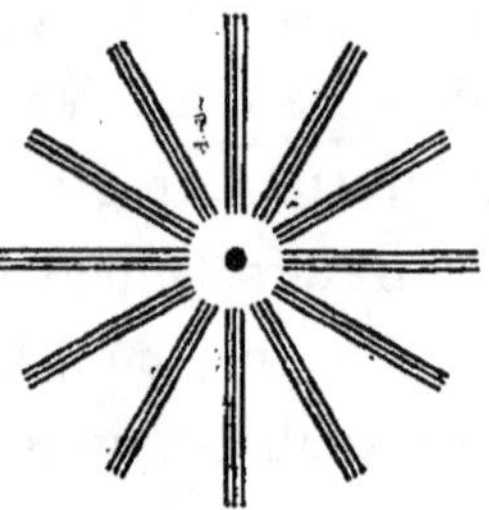

Fig. 28.

une série de 12 lignes triples, correspondant aux chiffres d'un cadran horaire : les chiffres sont placés à l'extrémité des séries de lignes, comme l'optomètre de Javal (*fig.* 29). Chaque ligne égale en épaisseur les lignes employées par Snellen dans la construction du n° XX de son échelle de caractères, elle est destinée à être vue distinctement à la distance d'environ 20 pieds. Le cercle a environ 12 pouces 1/2 de diamètre.

[1] Voy. le mémoire du Dr Green, *On the detection and Measurement of Astigmatism, in the American Journal of medical sciences, January,* 1867. Plus récemment le Dr Green a imaginé, pour le diagnostic de l'astigmatisme, une série plus complète de figures noires et d'autres coloriées d'une façon ingénieuse (voyez les *Transactions of the American Ophthalmological Society,* 1869).

Ce cercle d'épreuve doit se placer à la distance de 20 pieds ; lorsque, à cette distance, le malade (dont on a soin de corriger la myopie ou l'hypermétropie, s'il en a, à l'aide de lentilles sphériques appropriées) peut voir toutes les lignes d'une manière distincte et nettement définie, il n'est pas astigmate. Mais s'il n'y a que la ligne correspondante à l'un des méridiens qui lui apparaisse nette et bien détachée, tandis que les autres sont confuses, la présence de l'astigmatisme est démontrée, et la direction de la ligne distincte correspond au méridien de la plus forte réfraction. Maintenant, si l'on désire découvrir le degré et la nature de l'astigmatisme, et que l'on n'ait à sa disposition que des lentilles sphériques, l'on cherche quel est le verre concave le plus faible, ou la lentille convexe la plus forte qui, placée dans l'appareil sténopéique [1], permet au malade de voir toutes les lignes rayonnantes avec une égale netteté. L'œil réclame-t-il une lentille concave pour arriver à ce résultat, on a affaire à un astigmatisme myopique et à un astigmatisme hypermétropique lorsqu'il lui faut une lentille convexe. Le docteur Pray a imaginé des lettres d'essai très-utiles ; elles se composent de traits qui se rencontrent à différents angles et permettent de découvrir facilement la présence de l'astigmatisme (Knapp, *Archiv.* I, page, 17) [2].

----

[1] La lunette sténopéique (στενός, étroit, ὀπή, fente), que l'on emploie dans ce but, consiste en un petit cylindre ouvert à une extrémité, de manière à s'adapter exactement à l'œil ; l'autre bout, fermé, est percé d'une petite fente qui peut se rétrécir et s'élargir à volonté. Cette fente (que l'on doit régler à une largeur d'environ 1 1/2 ou 2 millimètres) a pour effet de n'admettre que les rayons d'une certaine direction et d'exclure tous les autres. Le tube doit se dévisser pour permettre l'introduction des lentilles sphériques.

[2] M. Brudenell Carter a fait réduire par la photographie la feuille originale du du Dr Pray au 1/4 de ses dimensions. Elle se vend à *the Autotype Fine Art Company*, 36, Rathbone Place, W.

Lorsqu'on possède un assortiment de lentilles cylindriques, on cherche le verre cylindrique concave le plus faible ou le convexe le plus fort, à l'aide duquel toutes les lignes rayonnantes apparaissent parfaitement distinctes et nettement définies. Je suppose que l'on ait la lentille qui corrige l'astigmatisme, il reste à essayer la vue du malade avec les caractères de Snellen pour apprécier d'une manière exacte le degré d'amélioration apporté à la vision par cette lentille. Dans le cas d'hypermétropie, l'effet de l'accommodation masque souvent une portion considérable de l'astigmatisme, de telle sorte que l'on pourrait se tromper grossièrement sur le degré de l'anomalie. La paralysie de l'accommodation à l'aide de l'atropine facilitera donc singulièrement l'examen. C'est même la seule manière de déterminer l'état réel de la réfraction, car la contraction spasmodique du muscle ciliaire peut non-seulement corriger plus ou moins l'astigmatisme, mais encore l'augmenter. Le spasme du muscle ciliaire arrive, par suite de la contraction irrégulière de ses fibres, à transformer un astigmatisme hypermétropique en un astigmatisme myopique (voir un mémoire intéressant de Dobrowolsky sur *Les différentes modifications de l'astigmatisme sous l'influence de l'accommodation. Archiv.* de Græfe, XIV, 3).

Les procédés d'examen que nous venons d'indiquer exigent l'essai de chaque œil séparément.

Javal a imaginé un instrument ingénieux pour déterminer sûrement et rapidement l'orientation et la force du verre correcteur de l'astigmatisme [1]. Cet appareil a la forme d'un stéréoscope monté sur un pied ; il est muni de lentilles sphé-

[1] *Klinische Monatsblätter fur Augenheilkunde*, 1865, 336. Cet optomètre de Javal se fabrique chez M. Nachet, 17, rue Saint-Séverin, Paris.

riques convexes d'environ 5 pouces de foyer. Les degrés intenses d'hypermétropie exigent l'emploi d'une lentille de
3 pouces ; tandis que dans les myopies de degrés considérables il faut mettre de côté les verres convexes, ou leur substituer des lentilles concaves. Deux cercles, tracés sur un carton, et placés exactement comme des images stéréoscopiques,
ont leurs centres écartés l'un de l'autre de la même mesure

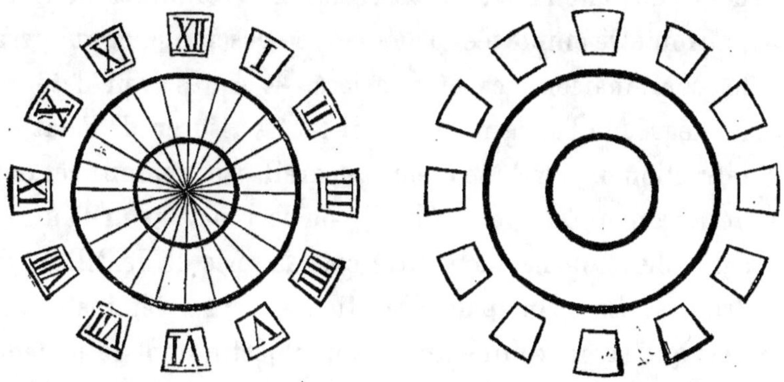

Fig. 29.

que ceux des yeux. Du centre de l'un des cercles (*fig*. 29) partent des rayons noirs à l'extrémité desquels répondent les
chiffres d'un cadran horaire. Si les lignes visuelles sont parallèles, le malade fusionne les deux cercles en une seule
image, au centre de laquelle se trouvent les rayons et à la
circonférence les chiffres. Par suite du parallélisme des yeux,
ceux-ci se trouvent accommodés pour leur point éloigné. A
l'aide d'une vis on éloigne alors le carton objectif de plus en
plus et l'on s'arrête quand le malade dit : *les rayons en étoile
du cadran sont tous grisâtres et confus, sauf un que je vois
nettement.* Grâce aux chiffres du cadran, il est facile de reconnaître le rayon distinct, dont la direction correspond au

diamètre de la plus forte réfraction. Derrière la lentille oculaire de l'un des yeux est disposée sur un pivot une série de lentilles cylindriques concaves, de telle sorte que chacune puisse passer rapidement devant l'œil, jusqu'à ce que l'on arrive au verre qui permet au malade de dire : « Je vois tous les rayons du cadran avec la même netteté. » On a donc la lentille qui corrige l'astigmatisme, et son numéro indique le degré de l'anomalie. Ces lentilles sont arrangées de façon à pouvoir être employées isolément ou ensemble, ce qui permet les combinaisons les plus variées. — Après avoir déterminé le degré de l'astigmatisme, il faut s'assurer de l'état de la réfraction de l'œil ; le même appareil peut remplir cet objet. Cet examen fait pour un œil, on le répète pour l'autre ; il suffit de retourner de l'autre côté la série de lentilles cylindriques. La principale objection à faire à cet instrument, c'est que la proximité du carton objectif, dont le malade a conscience, l'empêche de relâcher complétement son accommodation, de sorte qu'il n'est pas en réalité accommodé pour son point éloigné, et par suite l'on est exposé à mal apprécier son degré d'astigmatisme. C'est une erreur que l'on évitera en grande partie en le soumettant à l'épreuve de la vision à distance des lignes rayonnantes ; dans le cas d'hypermétropie, il n'y aura plus aucune chance d'erreur si l'on a soin de paralyser l'accommodation.

Le Dr Thomson[1] a imaginé pour l'amétropie un moyen d'épreuve pratique et très-utile également pour découvrir l'astigmatisme, il est basé sur l'expérience de Scheiner. Cet auteur a montré que quand l'axe visuel est trop long

---

[1] *Transactions of the american Ophthalmological Society*, 1870, p. 23.

(myopie), ou trop court (hypermétropie), un point lumineux, employé comme objet d'essai, paraîtra double à l'œil de l'observateur qui l'examinera à travers deux petites ouvertures percées dans un écran opaque. Dans la myopie les deux images sont homonymes, elles sont croisées dans l'hypermétropie. Le patient se place à 5 mètres d'un petit point radieux, ayant devant l'œil un écran percé de deux trous, séparés l'un de l'autre de $0^m,004$ et chacun de $\frac{1}{2}$ millim. de diamètre. L'une des ouvertures est recouverte d'un verre de couleur rouge, de façon à lui permettre de distinguer facilement les deux images.

Plus récemment M. Laidlaw Purves a proposé une méthode ingénieuse de diagnostiquer les anomalies de la réfraction et leurs degrés; ce procédé se base sur l'intervalle focal (Brennstrecke de Sturm) ou sa formation artificielle et met à profit la lentille de Stokes modifiée par Crétès. Ce mode d'examen rendrait aussi, naturellement, de grands services pour découvrir la présence et le degré de l'astigmatisme[1].

Donders a distingué 3 formes d'astigmatisme, savoir : 1° L'astigmatisme simple ; 2° l'astigmatisme composé ; 3° l'astigmatisme mixte.

1° *Astigmatisme simple.* — L'état de la réfraction de l'un des méridiens principaux est emmétropique (normal), tandis que celui de l'autre est, soit myopique, soit hypermétropique. Dans un cas de ce genre, si nous tournons la fente de la lunette sténopéique dans la direction du méridien normal, l'acuité de la vision sera parfaite, tandis qu'elle réclamera

---

[1] *Archiv. de Græfe*, XIX, 1, 1873.

une lentille sphérique concave ou convexe d'une certaine force si la fente est tournée dans la direction de l'autre méridien.

L'astigmatisme simple se subdivise en : — 1° astigmatisme simple myopique (A. *m.*), dans lequel il existe de la myopie dans l'un des méridiens principaux, et un état normal (emmétropie) dans l'autre ; 2° astigmatisme simple hypermétropique (A. *h.*). Dans cette variété, l'œil est normal dans l'un des méridiens principaux et hypermétrope dans l'autre.

2° *Astigmatisme composé.* — Dans cette forme, l'œil est myope ou hypermétrope dans les 2 méridiens principaux, mais le degré de l'anomalie varie dans chacun d'eux. La lunette sténopéique montrera que dans les cas de ce genre, il faut, pour rendre l'acuité de la vision normale, armer l'œil de lentilles concaves ou convexes de numéros différents pour chacun des méridiens principaux.

Cette forme comprend également 2 variétés : 1° l'astigmatisme composé myopique (M + A. *m.*). La myopie existe dans les 2 méridiens principaux ; 2° l'astigmatisme composé hypermétropique (H + A. *h.*). L'hypermétropie existe dans les 2 méridiens principaux.

3° *Astigmatisme mixte.* — C'est une forme plus rare ; dans ce cas, l'œil est myope dans une direction et hypermétrope dans l'autre. On la subdivise encore en 2 variétés : 1° l'astigmatisme mixte, avec myopie prédominante (A. *m. h.*) ; 2° l'astigmatisme mixte, avec hypermétropie prédominante (A. *h. m.*).

Knapp et Schweigger ont montré que l'ophthalmoscope

procure un moyen précieux et commode de diagnostiquer l'astigmatisme régulier. Si l'on examine l'œil atteint d'astigmatisme, par la méthode directe, le disque optique, au lieu d'offrir une forme circulaire, apparaîtra allongé dans une direction, direction correspondant exactement au méridien de plus grande courbure. En effet, la distance focale étant plus courte dans ce méridien que dans l'autre, l'image doit aussi être agrandie dans cette direction. Maintenant si l'on examine le même œil à l'image renversée, le disque optique se montrera allongé dans la direction opposée; ainsi je suppose que dans l'examen à l'image droite, le disque apparaisse ovale dans son diamètre vertical, à l'image renversée, il se montrera ovale dans la direction horizontale; ce phénomène prouve immédiatement l'existence de l'astigmatisme régulier, et indique en outre que le méridien vertical a une plus grande courbure et par conséquent une distance focale moindre, que le méridien horizontal. L'examen comparatif à l'image droite et à l'image renversée est donc d'un très-grand secours pour le diagnostic, et souvent il évitera la nécessité d'un examen subjectif long et compliqué.

En examinant à l'image droite un œil affecté d'astigmatisme hypermétropique, on remarquera encore que, pour voir avec une égale netteté les vaisseaux courant dans des directions différentes, l'œil de l'observateur a besoin de modifier son état d'accommodation.

M. Bowmann « a été amené quelquefois à découvrir un astigmatisme régulier de la cornée, et la direction des méridiens principaux en se servant du miroir de l'ophthalmoscope à peu près de la manière exigée pour l'observation des légers degrés de conicité de la cornée. L'examen est plus commode quand le disque optique se trouve dans la direction de la ligne visuelle et lorsque la pupille est dilatée. Le miroir doit se tenir à deux pieds de distance ; et il faut en varier rapidement l'inclinaison de manière à projeter la lumière sur l'œil en faisant faire aux rayons incidents de petits angles avec la perpendiculaire, et successivement de côtés opposés, dans des méridiens successifs. L'aire de la pupille montre alors une ombre plus ou moins linéaire dans certains méridiens plutôt qu'en d'autres[1]. »

Plus récemment[2] M. Couper a montré que les cas d'astigmatisme mixte sont faciles à diagnostiquer avec le miroir seul de l'ophthalmoscope, une image renversée ou une image droite devenant alternativement visible selon que l'observateur voit le fond de l'œil suivant le méridien de courbure la plus grande ou la moins grande. M. Couper a eu la bonté de me communiquer le résumé de quelques-unes de ses observations ; et mon expérience personnelle m'autorise à recommander son mode d'examen comme très-utile et fort pratique. Il emploie pour cet examen un miroir concave de verre argenté d'environ 30 pouces de foyer, à l'aide duquel il peut illuminer le fond oculaire à une distance maximum de 5 pieds à peu près. Un miroir concave de 6 ou 8 pouces de foyer disperse beaucoup trop les rayons pour permettre une égale illumination même à la moitié de cette distance. En commençant l'examen d'une distance extrême de 5 pieds on arrive à un double but : 1° de très-faibles degrés de myopie peuvent être reconnus à l'aide de l'image aérienne renversée qui se trouve ainsi placée au delà du point *rapproché* de

1 Donders, *op. cit.*
2 *Med. Times and Gazette*, 30 janvier 1869.

l'observateur ; 2° les plans méridiens de courbure maximum et minimum sont parfois clairement révélés par la
distorsion que subit l'image lorsqu'elle est vue de loin.
Il est préférable de commencer par paralyser l'accommodation avec l'atropine, puis de se reculer à une distance
suffisante pour être sûr d'obtenir une image renversée et de
recommander ensuite au patient de suivre, de l'œil en observation, de légers mouvements qu'on imprime à l'index dans
une direction horizontale et dans une direction verticale ; on
note alors dans quelle direction et à quelle distance on obtient l'image renversée ou l'image droite.

M. Couper insiste spécialement sur le fait que dans ce
mode d'examen l'observateur est à même — en tenant un
compte rigoureux de l'ajustement de son œil à lui — d'arriver à un résultat bien plus précis que celui de la simple
existence de l'asymétrie des milieux oculaires. Ainsi par
exemple l'observateur, ayant l'œil ajusté pour les rayons
parallèles, obtient-il à une distance minimum une image
nette des détails linéaires du fond dans une direction particulière et, étant emmétrope, ne peut-il, en mettant en œuvre
toute l'accommodation dont son œil est capable, obtenir une
image claire des détails qui rencontrent les premiers à angle
droit, il en conclut qu'il a devant lui un cas d'astigmatisme
myopique simple. Tandis que s'il obtient une image claire
de certains détails quand son œil est accommodé pour les
rayons parallèles et qu'il arrive ensuite, par l'exercice de
son accommodation, à rendre cette image obscure et à
obtenir en même temps une vue nette des détails linéaires
qui forment un angle droit avec ceux aperçus tout d'abord,
il en conclut qu'il a affaire à un astigmastisme hypermé-

tropique simple. D'autre part, lorsque aucune partie de l'image n'est distincte à la distance minimum qu'autant que l'observateur exerce une certaine somme d'accommodation et qu'en outre il est obligé de mettre en œuvre un degré différent d'accommodation pour voir successivement des détails situés à angle droit à l'égard les uns des autres, cela prouve que l'astigmatisme est hypermétropique composé. M. Couper a encore trouvé qu'il est possible de diagnostiquer l'astigmatisme à l'aide du changement de forme que subit l'image renversée du disque optique, quand on fait varier la distance qui sépare de l'œil la lentille objective. Cette épreuve est fondée sur une observation de M. Jonathan Hutchinson touchant certaines particularités en contraste de l'image renversée dans la myopie et l'hypermétropie. Dans l'hypermétropie les dimensions du disque paraissent diminuer à mesure que la lentille objective s'éloigne de l'œil du patient ; tandis qu'elles s'accroissent dans la myopie. Or, M. Couper a observé que dans l'astigmatisme hypermétropique simple l'image du disque se contracte, à mesure que la lentille s'éloigne de l'œil, dans le diamètre correspondant au plan de courbure minimum, et que dans le diamètre opposé elle ne subit que peu ou point de changement de dimensions. Tandis que dans l'astigmatisme myopique simple son image s'agrandit dans le diamètre de courbure maximum et reste intacte dans le diamètre opposé.

Etiologie. — L'astigmatisme est généralement congénital et souvent héréditaire ; il peut cependant aussi être acquis. L'astigmatisme congénital est le plus souvent régulier et dépendant de l'asymétrie de la cornée. Dans la majorité des cas il existe aux deux yeux, tout en pouvant varier de degré. Donders a trouvé que l'astigmatisme anormal se présente beaucoup plus fréquemment dans les yeux hypermétropes que dans les autres; il va même jusqu'à affirmer que sur 6 organes hypermétropes, on en rencontre un affecté d'astigmatisme anormal. L'amblyopie qui complique souvent l'hypermétropie et qui résiste à l'emploi de lentilles convexes sphériques, est due le plus ordinairement à l'astigmatisme. L'on constate souvent que des personnes corrigent à leur insu un certain degré d'astigmatisme en renversant la tête d'un côté et regardant ainsi obliquement à travers leurs lunettes.

L'astigmatisme acquis tient le plus souvent à des altérations inflammatoires de la cornée, qui amènent une dépression de cette membrane et laissent à leur suite des opacités et des cicatrices; l'opération de la cataracte par extraction à lambeau cornéen peut aussi provoquer l'astigmatisme par gonflement ou par aplatissement du lambeau. L'on constate parfois, après l'iridectomie ou l'iridodésis pratiquées dans des cas d'opacités cornéennes, la persistance d'un degré considérable d'amblyopie, bien que la pupille se trouve alors en face d'une portion transparente de la cornée. L'examen montre que, dans bon nombre de ces cas, la faiblesse de la vue est due à l'astigmatisme et que la vision s'améliore singulièrement avec le secours d'une lentille cylindrique. L'astigmatisme acquis peut encore résulter d'une luxation du cristallin, surtout lorsque cet organe est placé obliquement dans le champ de la pupille.

Les meilleurs exemples d'astigmatisme pur, régulier sont fournis par les opérations heureuses de cataracte, alors en effet tout astigmatisme irrégulier qui pouvait dépendre de la lentille cristallinienne aura naturellement disparu.

Le trouble de la vision produit par un degré même léger d'astigmatisme est souvent. très-grand et fort ennuyeux, puisque la forme et l'aspect des petits objets (tels que l'impression en petits caractères) se trouvent changés au point de ne plus se laisser voir avec netteté, mais d'apparaître brouillés et confus. A quoi cela tient-il? à ce fait que certaines portions d'une lettre sont encore bien distinctes, alors que les autres sont affaiblies ou inapparentes. Ainsi les jambages verticaux de la lettre H peuvent se montrer parfaitement nets et noirs, tandis que la ligne horizontale qui les unit est presque invisible. Il en résulte encore une incertitude et un tremblottement particulier au contour de l'objet. La coexistence d'un astigmatisme irrégulier affecte aussi parfois le malade de diplopie ou de polyopie monoculaire.

Traitement. — On remédie à l'astigmatisme régulier à l'aide de *verres cylindriques*, qui permettent de corriger l'anomalie de la réfraction de chacun des méridiens principaux.

Les lentilles cylindriques représentent un segment de cylindre; or, parmi les plans qui sectionnent un cylindre ceux qui le coupent *perpendiculairement* à son axe sont des cercles, mais ceux qui le sectionnent *parallèlement* à son axe sont des rectangles limités à la surface du cylindre par des lignes droites et parallèles entre elles; il en résulte que, parmi les rayons lumineux, ceux qui aborderont la lentille cylindrique dans une direction perpendiculaire à l'axe seront déviés, tandis que ceux qui la frapperont dans la direction de l'axe en sortiront sans déviation. C'est en cela que les verres cylindriques diffèrent des lentilles sphériques qui réfractent les rayons lumineux dans tous les plans du segment.

Cela posé, si, dans un cas d'astigmatisme simple, l'un des méridiens principaux est normal et laisse par conséquent les rayons qui le traversent s'unir exactement sur la rétine, tandis que l'autre méridien principal, se trouvant myopique ou hypermétropique, les rayons qui le parcourent vont concourir en avant ou en arrière de la rétine, c'est une anomalie de réfraction que l'on doit corriger au moyen d'une lentille cylindrique dont l'axe corresponde au méridien normal. L'effet de cette lentille sera tel que les rayons qui la traversent suivant son axe ne subiront aucune réfraction, tandis que ceux qui la pénètrent dans une direction perpendiculaire à l'axe, subiront la réfraction nécessaire et neutraliseront ainsi l'anomalie qui existe dans ce méridien.

Une lentille cylindrique convexe doit être placée dans une direction telle que son axe se trouve dans le plan du méridien le plus réfringent, afin de pouvoir donner aux rayons qui subissent le moins de déviation le degré de convergence qui leur manque pour venir concourir avec ceux qui ont traversé le méridien doué de la plus grande réfraction.

C'est l'opposé pour les lentilles cylindriques concaves; ici en effet l'axe doit correspondre au méridien le moins réfringent, de manière que la longueur focale du méridien de la plus grande courbure s'accroisse et devienne égale à celle du méridien doué de la réfraction la moins considérable. Un coup d'œil jeté sur la figure 27 expliquera facilement ce que nous venons de dire.

Donnons maintenant quelques exemples sur le choix des lentilles cylindriques.

I. *Astigmatisme simple.* — L'état de la réfraction de l'un des méridiens principaux est emmétropique (normal), tandis que celui de l'autre est myopique ou hypermétropique.

1° *Astigmatisme simple myopique* (Am). — Supposons que l'emmétropie se trouve dans le méridien principal horizontal (le point éloigné étant à une distance infinie, c'est-à-dire, $r = \infty$) et qu'il y ait dans le méridien principal vertical une myopie $= \frac{1}{8}$, alors $\text{Am} = \frac{1}{8} - \frac{1}{\infty} = \frac{1}{8}$.

Pour corriger cette anomalie, il faudra une lentille cylindrique concave de 8 pouces de foyer; l'axe de ce verre se placera dans le sens horizontal, de façon que les rayons lumineux puissent traverser la lentille dans ce méridien sans subir de réfraction, et qu'il n'y ait que les rayons qui la parcourent perpendiculairement à l'axe qui se dévient, afin de neutraliser la myopie qui existe dans le méridien principal vertical. Pour être tout à fait exacte, la lentille doit être un peu plus forte (7 pouces $\frac{1}{2}$ de foyer); il faut en effet déduire $\frac{1}{2}$ pouce de la force de la lentille concave, à cause de sa distance du point nodal. Dans l'hypermétropie, il faut, au contraire, ajouter cette distance de $\frac{1}{2}$ pouce au numéro de la lentille convexe. Toutefois, dans les degrés légers de myopie ou d'hypermétropie (inférieurs à $\frac{1}{15}$ ou $\frac{1}{20}$) l'on peut négliger cette distance dans le calcul.

2° *Astigmatisme simple hypermetropique* (Ab). — Dans le

méridien horizontal, il y a, je suppose, une hypermétropie $= \frac{1}{10}$, et dans le vertical emmétropie, alors $\mathrm{Ah} = \frac{1}{10} - \frac{1}{\infty}$ $= \frac{1}{10}$, l'œil réclame donc une lentille cylindrique convexe de 10 pouces de foyer, avec son axe placé verticalement.

II. *Astigmatisme composé.* — Dans cette forme, il existe, on s'en souvient, de la myopie ou de l'hypermétropie dans les deux méridiens principaux, mais l'anomalie varie dans chacun de ces méridiens.

Un moyen de faciliter singulièrement la compréhension de ces cas d'astigmatisme composé, c'est de considérer l'œil comme affecté d'une myopie ou d'une hypermétropie simples, avec exagération de cette anomalie de réfraction dans l'un des méridiens principaux. L'on a donc un certain degré de myopie ou d'hypermétropie communes à la totalité de l'organe, et de plus un certain degré de la même anomalie spéciale à l'un des méridiens principaux.

1° *Astigmatisme composé myopique* $(\mathrm{M} + \mathrm{Am})$.

La myopie existe dans les deux méridiens, mais elle est de degré plus élevé dans l'un que dans l'autre.

Dans le méridien vertical principal soit $\mathrm{M} = \frac{1}{15}$.

Dans le méridien horizontal principal soit $\mathrm{M} = \frac{1}{30}$; nous avons alors myopie $= \frac{1}{30}$ et $\mathrm{Am} = \frac{1}{15} - \frac{1}{30} = \frac{1}{30}$, ce qui se formule comme suit $\mathrm{M} = \frac{1}{30} + \mathrm{Am}\,\frac{1}{30}$.

Dans les cas de ce genre, il faut d'abord un verre concave pour corriger la myopie générale, puis un verre cylindrique qui neutralise l'astigmatisme ; les opticiens fabriquent des verres combinés, dont l'un a une surface de courbure sphérique, et l'autre une courbure cylindrique ; des verres sphéro-cylindriques, dont l'action est celle d'une lentille plano-cylindrique combinée avec une lentille plano-sphérique et qui peuvent s'exprimer à l'aide de 2 formules, pour chacune des surfaces réfringentes, unies par un signe de combinaison $\bigcirc$.

Le cas supposé plus haut serait donc corrigé par $-\dfrac{1}{30}$ s. $\bigcirc -\dfrac{1}{30}$ c.

En effet, les surfaces sphérique et cylindrique devraient avoir une distance focale négative de 30 pouces ; et l'axe de la surface cylindrique devrait être placé horizontalement.

2° *Astigmatisme composé hypermétropique* (H $+$ Ah). — L'hypermétropie existe dans les deux méridiens principaux, mais à un degré plus élevé dans l'un que dans l'autre.

Dans le méridien vertical, soit H $= \dfrac{1}{18}$. Dans le méridien horizontal H $= \dfrac{1}{12}$. Nous avons alors H $= \dfrac{1}{18}$ et de plus Ah $= \dfrac{1}{12} - \dfrac{1}{18} = \dfrac{1}{36}$. Donc H $+$ Ah $=$ H $\dfrac{1}{18} +$ Ah $\dfrac{1}{36}$. L'état de l'œil réclame donc une lentille sphérico-cylindrique positive, dont la formule est $\dfrac{1}{18}$ s $\bigcirc \dfrac{1}{36}$ c. L'axe de la surface cylindrique se placera verticalement.

III. *Astigmatisme mixte*. — Dans cette forme, où la myopie coexiste dans l'un des méridiens principaux avec l'hypermétropie dans l'autre, l'on doit faire usage de verres bi-cylindriques. Ceux-ci se composent de deux surfaces de

courbure cylindrique, dont les axes sont perpendiculaires
entre eux ; l'une des deux surfaces est convexe, l'autre concave. L'effet de cette combinaison est de rendre les rayons
incidents parallèles divergents dans le plan de l'un des axes
et convergents dans le plan de l'autre. L'axe de la surface
concave doit être placé dans la direction du méridien hypermétropique, et l'axe de la surface convexe dans la direction
du méridien myopique. Leur action peut s'exprimer par les
deux formules pour chacun des deux plans, unies par le signe
de l'angle droit $\llcorner$.

1° *Astigmatisme mixte avec myopie prédominante* (Amh).

Dans le méridien vertical soit $M = \dfrac{1}{10}$. Dans le méridien

horizontal soit $H = \dfrac{1}{20}$. Donc Amh $= M\dfrac{1}{10} + H\dfrac{1}{20} = \dfrac{1}{6\frac{2}{3}}$ l'a-

nomalie se corrigera à l'aide du verre $\dfrac{1}{20}$ c $\llcorner - \dfrac{1}{10}$ c.

L'axe de la surface convexe se placera verticalement, celui
de la surface concave horizontalement.

2° *Astigmatisme mixte, avec hypermétropie prédominante*
(Ahm).

Dans le méridien vertical soit $M = \dfrac{1}{18}$. Dans le méridien

horizontal soit $H = \dfrac{1}{12}$. Donc Ahm $= H\dfrac{1}{12} + M\dfrac{1}{18} =$

$\dfrac{1}{7\frac{1}{5}}$. le verre correcteur sera $\dfrac{1}{12}$ c $\llcorner - \dfrac{1}{18}$ c.

L'axe de la surface convexe se placera verticalement, celui
de la surface concave horizontalement.

Ces exemples montrent la méthode à adopter pour trouver
les verres correcteurs de l'astigmatisme et de l'amétropie.

Mais dans bon nombre de cas il n'est pas convenable de neutraliser complétement l'anomalie de la réfraction, à cause de la différence de grandeur que présentent les images rétiniennes lorsque les lentilles sont fortes, aussi bien que par suite du trouble qui se produit dans l'action combinée du muscle ciliaire et des muscles droits internes. Il est souvent à propos de corriger complétement l'astigmatisme, en ne neutralisant qu'une partie de la myopie ou de l'hypermétropie.

Après l'opération de la cataracte, la vue est souvent améliorée notablement par les verres cylindriques, même dans les cas où, antérieurement à l'opacité du cristallin, la vue avait été parfaitement normale. Les cas de ce genre ne sauraient s'expliquer qu'en supposant qu'un certain degré d'astigmatisme cornéen avait été neutralisé (compensé) par quelque astigmatisme lenticulaire, de telle sorte qu'en l'absence de la lentille cristallinienne, les mauvais effets de l'astigmatisme cornéen se faisaient sentir. C'est un défaut qu'il faut naturellement distinguer de l'astigmatisme acquis dû à la cicatrisation défectueuse du lambeau. Dans tous les cas d'extraction, où l'état de la vue ne répond pas à ce que l'on serait en droit d'attendre de l'apparence générale de l'œil, on doit rechercher la présence de l'astigmatisme et essayer l'effet des lentilles cylindriques.

Il est de grande importance que les axes des surfaces de courbure des verres cylindriques soient situés dans les méridiens principaux de l'œil, car d'une déviation même très-légère résulterait un défaut de netteté considérable de la vision. Pour assurer l'exacte adaptation des verres à l'œil, l'opticien les laisse mobiles dans leur monture ; une fois qu'on a déter-

miné la direction que doit avoir l'axe, on fait fixer la lentille
dans cette direction. On arrive à diminuer considérablement
l'apparence massive et disgracieuse des montures circulaires
en leur donnant un plus petit diamètre, ou en choisissant
des montures de forme ovalaire pour contenir les verres usés
préalablement sur la meule. Mais c'est une opération délicate
et qui demande une grande exactitude.

L'astigmatisme *irrégulier* dépend quelquefois d'irrégularités de courbure de la cornée, telles que celles qui résultent
de l'amincissement de cette membrane consécutif à la kéra-
tite, de la conicité de la cornée, et de l'union vicieuse du
lambeau dans l'extraction de la cataracte. Les irrégularités
de structure du cristallin ou le déplacement de cet organe,
qui amène son bord à faire saillie dans le champ de la pupille, peuvent également donner naissance à cette forme d'astigmatisme. Ces irrégularités de la cornée ou du cristallin
altèrent beaucoup la réfraction des rayons lumineux; non-
seulement ils subissent une déviation irrégulière dans un
certain diamètre, mais des rayons individuels peuvent même
se réfracter irrégulièrement dans le même diamètre. La rétine reçoit donc une image très-confuse et brouillée ; l'objet
paraît courbé et déformé et la vision s'en trouve singulièrement gênée. Il n'est pas rare de constater de la diplopie ou
de la polyopie monoculaire prononcée. Impossible de corriger ces anomalies de réfraction avec des verres cylindriques;
on a alors recours aux lunettes sténopéiques qui, en élimi-
nant une grande partie des rayons irrégulièrement réfractés,
rendent l'image moins difforme et moins confuse et sont souvent ainsi fort utiles.

APHAKIE

(ABSENCE DU CRISTALLIN).

L'absence du cristallin peut résulter de l'opération de la cataracte (extraction, broiement, abaissement), de la résorption de la lentille à la suite d'une cataracte traumatique, ou de sa luxation dans l'humeur vitrée, etc. ; on a cité également des cas rares d'absence congénitale du cristallin. La réfraction en est, cela va sans dire, singulièrement altérée. Ainsi un œil emmétrope devient fortement hypermétrope ; un œil, qui était déjà hypermétrope, est alors atteint d'une hypermétropie encore plus prononcée ; tandis que la myopie en sera atténuée et se changera même en emmétropie si l'œil était très-myope avant la perte du cristallin. La faculté accommodatrice fait complétement défaut dans l'aphakie. C'est un fait qui a été prouvé d'une manière irréfutable par des expériences nombreuses et des plus exactes de Donders.

L'acuité de la vision, après les opérations de cataracte même les plus heureuses et avec le secours des verres les mieux appropriés, n'arrive pas ordinairement à la mesure normale. Chez les gens âgés cet affaiblissement est dû souvent à certaines altérations séniles qui se produisent dans tous les yeux et qui souvent détériorent singulièrement la vue. Une autre cause assez fréquente consiste dans la présence d'une cataracte secondaire ou même dans le plissement de la capsule transparente, qui peut produire une déformation et une confusion considérables de l'image rétinienne.

Les malades qui ont été opérés de la cataracte ont besoin de verres convexes très-forts pour neutraliser l'hypermétropie acquise. La puissance de ces verres variera suivant le degré de l'hypermétropie, c'est-à-dire suivant la longueur de l'axe optique ; plus ce dernier est court, plus forte devra être la lentille. Deux paires de lunettes seront nécessaires : l'une pour voir de loin, l'autre pour lire, coudre, etc. Le numéro qui convient à la vision distante est compris généralement entre 4 et 5 pouces de foyer ; pour voir de près, il faut des verres de 2 à 2 pouces 1/2. Mais comme on observe des variations considérables, il faut essayer différents numéros et s'arrêter au meilleur ; il importe aussi de ne pas oublier qu'avec ces lentilles puissantes, il suffit d'une légère différence pour exercer un effet très-considérable sur la vue. Pour remédier à l'aberration de sphéricité et à la dispersion colorée qui se produisent à un haut degré dans ces lentilles, par suite de la différence d'épaisseur qu'elles offrent à leur centre et à la périphérie, on a généralement l'habitude d'enchâsser les verres dans de larges montures de corne ou d'écaille qui ne laissent à découvert que la portion centrale de la lentille. Si le patient est astigmate, il lui faudra un verre sphéro-cylindrique qui serait massif et très-lourd s'il était fabriqué suivant le mode ordinaire. Pour remédier à cet inconvénient, voici comment le Dr Loring a fait préparer ces lentilles. « On commence par fixer dans la monture, à la manière ordinaire, un verre cylindrique simple de la force voulue et dont l'axe s'étend, cela va sans dire, dans la direction nécessaire. On use alors sur la meule un verre plano-convexe mince et, profitant de l'avantage qu'offre le baume de Canada de pouvoir faire adhérer les lentilles, on fixe solidement le dernier verre par sa face plane au dos ou surface plane du verre cylindrique. » La combinaison des deux lentilles, faite avec délicatesse, n'arrive qu'au 1/4 du poids des verres à cataracte ordinaires.

CHAPITRE IX

De temps en temps on rencontre une diminution considérable ou même la perte complète du pouvoir de l'accommodation. Nous avons vu que la portée de l'accommodation s'affaiblit souvent dans une grande étendue, dans la presbytie ; on constate, en effet, dans certains cas, que le point le plus rapproché de la vision distincte s'est reculé jusqu'à 16 ou 18 pouces de l'œil, ce qui réduit la portée de l'accommodation à $\frac{1}{16}$ ou $\frac{1}{18}$, au lieu de $\frac{1}{4}$ ou $\frac{1}{5}$, expression de sa force dans l'œil normal. Chez les personnes dont la vue est très-basse, et qui ont travaillé de près assez longtemps pour que le muscle ciliaire ait perdu de son élasticité et soit devenu quelque peu rigide, la portée de l'accommodation s'atténue non moins souvent d'une manière considérable.

La diminution ou la perte de la faculté accommodatrice est due fréquemment à la paralysie, au spasme ou à l'atonie du muscle ciliaire.

Le fait de la coïncidence fréquente de la perte du pouvoir accommodateur avec la paralysie générale ou partielle de la troisième paire est de grand intérêt, car il tend à prouver que le muscle ciliaire est très-probablement animé par une branche du moteur oculaire commun ; c'est une opinion qui est maintenant acceptée généralement ; et les auteurs sont d'avis que, dans les cas de ce genre, la perte de l'accommodation tient à la paralysie de la branche qui se rend au muscle ciliaire et par conséquent à une paralysie directe du muscle lui-même.

L'interprétation du mécanisme de l'accommodation s'est trouvée facilitée par le fait de la coexistence de la diminution ou de la perte du pouvoir de l'accommodation, avec la dilation de la pupille, due à la paralysie de la branche pupillaire de la troisième paire. Tant que les ophthalmologistes, adoptant la théorie de Cramer, considérèrent l'iris comme jouant le rôle principal dans la production de la convexité du cristallin nécessaire pour l'adaptation aux objets rapprochés, la perte de l'accommodation fut considérée comme l'effet de la dilatation de la pupille. On pensait que la face antérieure de la lentille cristallinienne exagérait sa convexité sous l'influence de la pression des fibres radiées de l'iris sur la périphérie du cristallin. Mais, pour que l'iris puisse exercer une semblable pression, il lui faut des points fixes antérieur et postérieur. Le sphincter contracté de la pupille (la pupille, nous l'avons vu, est en état de contraction durant l'adaptation de l'œil pour les objets rapprochés) représente le point fixe antérieur, le point postérieur est représenté par le muscle ciliaire, qui se contracte en même temps. Or, quand la branche pupillaire est paralysée, la dilatation de la pupille en est la conséquence, le point fixe antérieur est perdu et les fibres radiées ne peuvent plus exercer une pression suffisante sur la périphérie du cristallin, de là, disait-on, la perte de l'accommodation que l'on observe dans les cas de ce genre.

Mais que la perte de la faculté accommodatrice ne dépende

pas de la dilatation de là pupille et du défaut d'action de l'iris qui en est la conséquence, c'est ce que prouvent les faits suivants :

1° L'accommodation peut être paralysée en l'absence de toute dilatation de la pupille;

2° La pupille peut être dilatée, à la suite de la paralysie de la branche pupillaire de la troisième paire, sans que l'accommodation soit affectée ;

3° L'on constate quelquefois que, lorsque la pupille a recouvré sa contractilité (à la suite de la paralysie du nerf qui anime le constricteur de la pupille), le pouvoir de l'accommodation reste encore altéré pendant un certain temps ;

4° Avec une faible solution d'atropine (1 partie pour 2,000 d'eau) on peut dilater complétement la pupille sans paralyser entièrement le muscle de l'accommodation ; une solution de 1 : 9600 détermine la dilatation en une heure environ ; au bout d'une heure et demie la pupille est parfaitement dilatée, et le pouvoir accommodateur n'est que très-peu affecté (de Kuyper). Il faut, pour produire la paralysie complète de l'accommodation, une très-forte solution (1 : 120) et celle-ci demande à peu près trois heures pour arriver à son maximum d'action ;

5° L'iris n'a aucune importance particulière dans la production des changements de forme que subit le cristallin durant l'accommodation, c'est ce que prouve sans réplique le cas de de Græfe, dans lequel, malgré l'absence totale de l'iris, la faculté accommodatrice était normale.

Il faut donc considérer le muscle ciliaire comme le principal, sinon le seul agent producteur de la déformation du cristallin nécessaire à l'accommodation.

Parfois la branche de la troisième paire qui anime le muscle ciliaire est seule paralysée, toutes les autres restant intactes. La paralysie isolée de cette branche coexiste quelquefois avec la paralysie d'autres nerfs, particulièrement de rameaux du nerf facial. La paralysie du muscle ciliaire reconnaît, dans certains cas, une cause cérébrale ; disons même que la mydriase, avec perte de l'accommodation, est assez souvent un symptôme précurseur d'affections encéphaliques. Cette paralysie peut également résulter de la syphilis, du rhumatisme, de fièvres asthéniques, débilitantes et de la diphthérie.

La diminution ou la perte de l'accommodation se rencontre parfois à la suite de maladies graves, qui affaiblissent considérablement tout l'ensemble du système musculaire ; on la confond alors quelquefois avec l'amblyopie, ou l'affaiblissement de la vue, dépendant de la débilité générale. La paralysie du pouvoir accommodateur est encore souvent consécutive à la diphthérie ; ici, cependant, elle paraît due, moins à la faiblesse constitutionnelle générale qu'à quelque processus spécial, dont la nature exacte est encore indéterminée.

Les symptômes de la paralysie de l'accommodation sont très-marqués dans les yeux emmétropes. Les malades s'aperçoivent qu'ils sont incapables de voir nettement les objets rapprochés, au point qu'il leur est tout à fait impossible de lire, écrire ou coudre ; mais la vision distante reste parfaite. Le point éloigné n'a subi aucun déplacement, tandis que le point rapproché s'est reculé loin de l'œil. Si l'on essaye leur vue avec une lentillle convexe de 6 pouces de foyer, on constate parfois que le point rapproché s'est reculé à 5 ou 5 pouces 1/2 de l'œil, et que le point éloigné se trouve à 6 pouces (distance focale de la lentille), de telle sorte que la faculté accommodatrice est à peu près entièrement perdue. La position du point rapproché varie, naturellement, avec le degré de la paralysie ; celle-ci n'est-elle que légère (parésie), le point rapproché peut n'être que peu éloigné de l'œil et le trouble de la vision n'être que modéré.

La vue est bien moins altérée chez les personnes qui ont la vue basse; en effet, si leur myopie n'excède pas $\frac{1}{12}$ ou $\frac{1}{14}$, elles sont encore en état de lire à la distance de leur point éloigné (12 ou 14 pouces), puisque seul le point rapproché s'est déplacé; en fait, il coïncide avec le point éloigné dans les cas de paralysie complète de l'accommodation, et le point éloigné se trouve ici assez près de l'œil pour permettre à ces personnes de voir distinctement les petits objets. Quant aux hypermétropes, leur cas est bien différent, ils sont très-vivement atteints lorsque leur accommodation est paralysée ; en effet, leur vue souffre à la fois pour la vision rapprochée et pour la vision distante, puisque leurs points distant et voisin sont tous les deux affectés.

Quand la paralysie est incomplète, les symptômes ressemblent souvent à ceux de l'asthénopie et la cause de l'affection peut échapper à l'observateur qui n'examine pas avec soin la portée de l'accommodation et l'état de la réfraction.

Le traitement de ces cas de paralysie de l'accommodation varie naturellement suivant la nature de la cause déterminante. Le malade a-t-il été affecté de diphthérie ou de quelque maladie débilitante, les toniques constitueront le remède principal et feront généralement céder l'affection dans l'espace de deux à trois mois. Nous en dirons autant de la forme rhumatismale, dans laquelle les vésicatoires volants aux tempes et la pommade de vératrine peuvent s'employer avec avantage, conjointement avec l'ergot de seigle. Dans les cas où l'on est en droit de soupçonner une origine syphilitique, on aura recours au traitement antisyphilitique.

Dans les formes rhumatismale et diphthéritique j'ai essayé sur une large échelle l'effet de la solution de la fève de Calabar et j'en ai obtenu de bons résultats. Je l'emploie avec une force suffisante pour amener une contraction considérable du muscle ciliaire et du constricteur de la pupille, sans cependant les fatiguer à l'excès. Je laisse ensuite l'effet se dissiper entièrement et, après quelques jours de repos, je réapplique l'extrait pour déterminer ainsi une stimulation périodique des muscles.

L'action de la fève de Calabar et son effet particulier sur la pupille ont été étudiés d'une manière complète en 1862, par le Dr Fraser [1], dans sa remarquable thèse inaugurale, à l'Université d'Édimbourg, sur les « caractères, l'action et les usages thérapeutiques de la fève de Calabar. » En 1863, le Dr Argyle Robertson découvrit les effets de cette substance sur l'accommodation [2].

L'application d'une très-petite quantité de la forte solution (une goutte = 4 grains de la fève) à l'intérieur de la paupière inférieure produit un peu d'irritation et de rougeur,

---

[1] De nouvelles recherches sur l'action de la fève de Cababar se trouvent dans un mémoire plus récent du Dr Fraser, in *Transactions of the royal Society of Edinburgh,* vol. XXIV.

[2] Peu après cette découverte du Dr Argyle Robertson, j'eus l'occasion d'étudier avec soin l'effet de la fève de Calabar sur un cas de paralysie du muscle ciliaire; on en trouvera l'exposé complet dans *the Med. Times and Gazette,* 16 mai 1863.

mais ces phénomènes se dissipent très-rapidement. Au bout de 5 à 10 minutes la pupille commence à se contracter ; le spasme du muscle ciliaire se manifeste à peu près en même temps. La contraction de la pupille atteint son maximum (une ligne de diamètre environ) au bout de 30 à 45 minutes. Deux ou trois heures se passent, puis elle se dilate de nouveau peu à peu, et n'atteint son ouverture normale qu'au bout de deux ou trois jours, à ce moment elle peut même prendre un diamètre supérieur à celui qu'elle avait auparavant. A son degré extrême de contraction, la pupille reste encore sensible à l'action de la lumière.

Le spasme de l'accommodation commence à peu près en même temps que la contraction de la pupille ; sous l'action de la tension musculaire le point rapproché et le point éloigné se rapprochent tous les deux de l'organe oculaire, qui se transforme ainsi en œil fortement myope. Dans un organe emmétrope, le point éloigné peut s'avancer jusqu'à 5 ou 6 pouces de l'œil et le point rapproché à 3 ou 3 pouces 1/2. L'action de la fève de Calabar sur l'accommodation se dissipe beaucoup plus tôt que celle qu'elle exerce sur la pupille ; en effet, il suffit généralement de trois ou quatre heures pour ramener l'état de la réfraction et de l'accommodation à la condition normale.

Le spasme de l'accommodation est bien dû à l'action du médicament sur les muscles de l'accommodation et non sur l'iris ; ce point a été démontré sans réplique par Von Græfe[1], qui en essaya l'effet dans le cas, mentionné ci-dessus, d'absence complète de l'iris (page 44) ; il remarqua que l'action sur l'accommodation se produisait à peu près dans le même

____

[1] Archiv., IX, 3, 113.

temps, et exactement de la même manière que dans les yeux où l'iris était présente. L'action de la fève de Calabar a donc lieu sur les nerfs ciliaires et est complétement indépendante de l'effet qu'elle produit sur l'iris.

L'effet neutralisant de la fève de Calabar sur l'action de l'atropine a été également démontré par de nombreuses expériences. Les solutions plus faibles d'atropine ne résistent guère à une forte solution de Calabar. Mais la paralysie complète de l'accommodation par une forte solution d'atropine (4 grains pour une once) n'est dissipée que temporairement par une solution même très-forte de Calabar, une goutte = 4 grains de la fève; la pupille se rétrécit, le pouvoir de réfraction augmente, mais l'action de l'atropine prend de nouveau le dessus au bout de quelques heures. Dans les cas de ce genre, il faut répéter l'application de l'extrait de Calabar quand c'est nécessaire, jusqu'à ce que l'effet de l'atropine sur l'accommodation ait disparu. (Au lieu de l'extrait, on peut employer la préparation plus élégante des disques de gélatine. Ceux-ci cependant ne conviennent pas aussi bien quand on veut stimuler le muscle partiellement paralysé, parce qu'il est impossible d'en régler la force aussi bien qu'avec la solution.)

L'on constate parfois la production d'un degré considérable d'asthénopie à la suite de l'exercice immodéré des yeux à des objets rapprochés. L'asthénopie, dans ce cas, ne dépend ni de l'hypermétropie ni de l'insuffisance des muscles droits internes, mais simplement d'une fatigue du muscle de l'accommodation, produite par un travail assidu, de près; cet état correspond, en réalité, à celui des autres muscles qui ont été surmenés. Le traitement de cette forme d'asthénopie, pour être efficace, commande le repos absolu de l'œil ; c'est une précaution essentiellement nécessaire ; on ordonnera au malade de s'abstenir complétement de tout effort d'accommodation. On devra donc lui donner des lunettes convexes de force suffisante pour rendre parallèles les rayons émanant même d'objets très-rapprochés, c'est-à-dire pour donner à ces rayons le parallélisme qu'ils auraient s'ils provenaient d'objets lointains (du point le plus éloigné) ; de la sorte l'accommodation n'aura pas à entrer en jeu lorsque le malade voudra lire, écrire, etc. Après un certain usage de ces lunettes, Von Græfe conseille d'exercer l'œil, d'une manière méthodique, à l'égard de son accommodation, en l'accoutumant graduellement à des verres convexes plus faibles, la distance de l'objet restant la même. Les lunettes doivent avoir une teinte bleue pour diminuer l'irritation de la rétine qui, dans la plupart des cas, a été produite par les cercles de diffusion, sous l'action inefficace de l'appareil accommodateur.

Un autre moyen de faire reposer l'accommodation consiste à la paralyser à l'aide d'une forte solution d'atropine. Dans ce cas, le malade devra porter à la lumière éclatante une paire de conserves à verres coquilles et de couleur bleu foncé pour prévenir la photophobie que ferait naître la dilatation de la pupille.

Le *spasme* du muscle ciliaire (myopie apparente) n'est pas aussi rare qu'on le suppose souvent. Nous avons déjà vu qu'il peut accompagner la myopie et l'astigmatisme ; mais c'est chez les jeunes gens hypermétropes qu'on le rencontre le plus fréquement lorsqu'ils se sont livrés à des travaux excessifs de lecture, de couture, etc., sans le secours de verres convexes, cette tension continuelle de l'accommodation produisant une contraction spasmodique du muscle ciliaire ou une myopie apparente. Les malades ainsi atteints se plaignent principalement de deux séries de symptômes, savoir : ceux d'une asthénopie prononcée durant la lecture et les travaux délicats, et ceux de la myopie. Voici, d'après Dobrowolsky[1], les symptômes principaux de la myopie apparente : — la pupille est généralement étroite, la forme de l'œil est souvent manifestement hypermétropique, la chambre antérieure peu profonde et l'iris, repoussé par l'exagération de courbure du cristallin, bombe en avant : le disque optique et la rétine sont hyperémiés, et il n'est pas rare de constater un staphylôme postérieur. Il peut encore exister un strabisme convergent et il y a des variations notables dans l'état de la réfraction, le malade préférant tantôt un verre, tantôt un autre. L'examen de la vue dans les cas de ce genre m'a souvent permis de constater une grande différence entre la position du point *rapproché* dans la lecture de l'impression en petits caractères et le degré de myopie apparente. Ainsi, par exemple, le malade peut être incapable de lire le n° I au delà de 8 pouces de l'œil, ce qui laisserait supposer un degré de myopie $= \frac{1}{8}$; mais l'épreuve de sa vision à distance vient révéler l'erreur ; peut-être ne peut-il lire le L de Snellen qu'à 20 pieds, mais le secours d'un verre concave très-faible (50 ou 40) le met en état de lire le n° XX ($V = \frac{20}{20}$); ce fait doit immédiatement faire soupçonner que l'on a en réalité affaire à un cas de myopie apparente, due au spasme du muscle ciliaire. Alors si l'on recourt à l'ophthalmoscope et qu'on exa-

---

[1] Kl. Monatsbl., 1868 (Beilageheft), p. 141.

mine l'œil du sujet pendant qu'il regarde au loin dans l'espace, on trouve que la réfraction est considérablement hypermétropique.

Liebreich[1] considère que le spasme du muscle ciliaire est dû parfois à l'insuffisance des droits internes, dont l'effort excessif et obligé pour maintenir le degré de convergence nécessaire dans le travail de près, lecture, etc., s'accompagne d'une contraction non moins violente du muscle de l'accommodation ; il recommande en pareils cas l'emploi de prismes abducteurs. Le traitement de la myopie apparente consiste surtout dans l'immobilisation méthodique du muscle ciliaire par l'usage prolongé d'une forte solution d'atropine (0^{gr}, 25 pour 30) 3 ou   ois parj our · ces applications doivent souvent se continuer pendant plusieurs semaines avant d'arriver à triompher du spasme et à paralyser complétement lé muscle. L'effet de l'atropine est souvent accéléré d'une manière notable par l'application de la ventouse de Heurteloup, qui est également fort utile pour diminuer les symptômes d'hypérémie ou d'irritation du nerf optique et de la rétine. Une fois le muscle ciliaire complétement paralysé, il est possible de déterminer le degré exact d'hypermétropie, et il vaut mieux alors donner tout de suite aux malades le verre convexe approprié, afin qu'ils puissent le porter et s'y accoutumer pendant le temps que met le muscle à se soustraire à l'effet de l'atropine. Si l'on ne procédait pas de la sorte, on s'exposerait à voir revenir le spasme après un certain temps de suspension du médicament ; lorsque les malades refusent de se soumettre à l'application prolongée de l'atropine,

---

[1] *A. f. O.*, VIII, 1, 259.

je leur donne généralement des verres convexes forts pour lire et j'essaye de leur persuader de porter des verres convexes faibles (du n° $+$ XL par exemple) pour voir de loin. L'effet de ces derniers est d'atténuer graduellement le spasme du muscle, au point qu'après en avoir fait usage pendant quelque temps, un malade, qui auparavant ne pouvait peut-être pas déchiffrer le n° L de Snellen à 20 pieds sans le secours d'une lentille concave faible, en vient à être capable de voir le n° XX sans l'aide d'aucun verre. Malheureusement comme les lunettes en question rendent indistincte la vision des objets éloignés, il est peu de malades qui consentent à se soumettre à cet inconvénient pendant le temps voulu. A ceux qui ne veulent ni de l'atropine ni des verres convexes faibles pour voir de loin, je prescris pour la lecture de forts verres convexes et je permets l'emploi, de temps en temps et pour peu de temps chaque fois, des verres concaves les plus faibles, pour arriver à $V = \dfrac{20}{20}$. Mais avec ce mode de traitement, je le répète, il faut avoir soin de prévenir le malade que les verres concaves ne doivent se porter qu'à l'occasion, comme au théâtre, etc., et pendant une courte durée. Nagel s'est bien trouvé, dans les cas de spasme du muscle ciliaire, des injections sous-cutanées de strychnine (« Kl. Monatsbl., 391. 1871 »). Lorsque les droits internes sont insuffisants, il faut pour la lecture combiner des verres convexes avec un prisme à base interne.

CHAPITRE X

Les lunettes dont on se sert généralement dans le but de corriger quelque défaut optique de l'œil sont des lentilles sphériques ou cylindriques ou des combinaisons de ces deux sortes de verres. Nous avons déjà donné des explications suffisantes sur les propriétés de ces lentilles (page 16), aussi nous bornerons-nous maintenant à quelques remarques sur les différentes espèces de lunettes et sur leur construction.

La lecture attentive des diverses anomalies de la réfraction et de l'accommodation a dû pénétrer suffisamment le lecteur de l'importance du choix convenable et scientifique des lunettes. J'ai déjà insisté (page 15) sur la nécessité de la part du chirurgien de déterminer lui-même le numéro du verre qui convient au malade ; il ne doit pas confier cette opération à l'opticien ; mais il faut qu'il lui envoie une prescription écrite indiquant la force des lentilles requises, etc. Le chirurgien aura donc à sa disposition une boîte de lentilles d'essai, telle qu'en fabriquent Paetz et Flohr de Berlin, et qu'ont en dépôt plusieurs des opticiens de Londres. Ces boîtes contiennent des séries complètes de lentilles concaves et convexes (et cylindriques, si on le désire), de verres prismatiques, de verres colorés, et une monture pour essayer les verres. Les numéros de ces lentilles sont indiqués en pouces

prussiens ; le pouce prussien est presque identique avec celui
d'Angleterre, et il est un peu inférieur à celui de France.
Mais les lentilles sont rangées dans la boîte sans aucun principe ; ainsi les verres faibles sont très-nombreux et se succè-
dent par légères gradations, tandis que les plus forts ne sont
pas en assez grand nombre, de telle sorte que la réfraction
des numéros élevés présente une très-grande différence. La
différence de réfraction est, par exemple, entre les n^{os} convexes 60 et 50 de $\frac{1}{300}$ seulement, tandis qu'elle est de $\frac{1}{39}$ entre le $3\frac{1}{4}$ et le 3. Pour remédier à ces inconvénients, aussi
bien que pour simplifier les boîtes d'essai et diminuer beaucoup le nombre des lentilles, Zehender a proposé une nouvelle échelle de combinaison des verres (voy. « Klin. Monatsbl. 1866). » A la réunion du Congrès ophthalmologique
international qui a eu lieu à Londres l'an dernier, un grand
nombre de membres s'accordèrent pour admettre la substi-
tution des dérivés du mètre aux pouces dans la détermination
de la force des lentilles, afin d'avoir des numéros uniformes
dans tous les pays, et pour d'autres raisons pratiques.

La force de toute lentille convexe donnée se détermine
aisément en constatant la distance à laquelle l'image d'un
objet éloigné (une bougie, les barreaux d'un châssis de fenêtre, etc.), se forme distinctement sur une feuille de papier
blanc ou sur la muraille. La distance de cette image distincte
de la lentille exprime la longueur focale de cette dernière.
Mais si l'on a sous la main une série de verres d'essai, un
moyen plus simple et plus facile, c'est de chercher la lentille
concave qui neutralise complétement le verre convexe ; le

numéro de celui-ci sera donné immédiatement par celui de la lentille concave employée.

La neutralisation complète des deux lentilles l'une par l'autre est indiquée par le fait que l'on peut lire à travers elles, lorsqu'elles sont en exacte apposition, aussi bien que si l'on n'avait aucun verre devant l'œil. Voici une autre épreuve : si l'on regarde à travers ces deux lentilles une ligne verticale (par exemple la barre verticale d'une fenêtre), elle reste parfaitement immobile quand on fait aller et venir le système des deux verres devant l'œil. Tandis que la ligne se déplacera manifestement si les deux lentilles ne se neutralisent pas réciproquement ; la différence entre les deux verres sera d'autant plus grande, que le déplacement de la ligne sera plus considérable. L'objet se meut-il dans la direction opposée à celle des lentilles, cela prouve que c'est la lentille convexe qui est la plus forte ; c'est au contraire le verre concave qui l'emporte, si l'objet se meut dans la même direction. La force des verres concaves peut s'essayer de la même manière.

Il faut avoir soin que les lunettes s'adaptent exactement, que les verres soient au même niveau, de façon que l'un ne soit pas plus haut que l'autre ; il faut qu'ils arrivent assez près de l'œil et qu'ils correspondent exactement par leur centre au centre de la pupille. Cette dernière condition doit être particulièrement observée dans le choix des verres qui s'adaptent sur le nez au moyen d'un ressort (pince-nez) ; en effet, on remarque qu'en raison de leur forme ovalaire ces verres ne sont généralement pas centrés. Or, le défaut d'exactitude dans la correspondance de leur centre au centre de la pupille, les fait agir comme des prismes et donne lieu à de la diplopie ou à un strabisme correcteur, qui peut même devenir permanent lorsqu'on persiste à se servir de ces appareils défectueux. Les verres concaves doivent se tenir tout près de l'œil, autrement ils diminueraient la dimension et la netteté de l'image rétinienne. Comme les rayons qui tombent sur une lentille concave en ressortent divergents, il s'ensuit que plus le verre est éloigné de l'œil, moins il entrera de rayons périphériques dans cet organe, d'où la diminution de l'image rétinienne en clarté et en étendue [1]. C'est le contraire avec les verres convexes ; en effet, comme ils augmentent la convergence des rayons qui tombent sur eux, il entrera d'autant plus de rayons périphériques dans l'œil, que la lentille convexe en sera plus éloignée (sans dépasser une certaine limite, bien entendu), l'image rétinienne prenant en même temps plus d'étendue et plus d'éclat.

En règle générale, il faut interdire l'emploi des monocles, qui amènent souvent l'affaiblissement de l'autre œil par défaut d'usage.

En dehors des lunettes sphériques et cylindriques, il faut encore considérer les variétés suivantes :

Les verres *périscopiques* se composent de verres concavo-convexes et convexo-concaves (ménisques positifs et négatifs)

---

[1] Nous avons déjà dit que les verres concaves diminuent l'image rétinienne en repoussant en arrière le point nodal et diminuant ainsi l'angle visuel, tandis que les verres convexes agrandissent l'image rétinienne parce qu'ils amènent en avant le point nodal et augmentent ainsi l'étendue de l'angle visuel. Dans les degrés de myopie très-considérables, j'ai trouvé le cône de verre solide de Steinheil très-utile pour la vision distante, parce qu'il agit comme une lunette de Galilée ; c'est un petit cône de verre solide, dont la base est convexe, et la surface opposée concave, le rayon de courbure de cette dernière est plus grand que celui de la base. Ce petit appareil a environ 1 pouce de longueur et peut se porter facilement dans la poche du gilet. On se le procurera chez MM. Salom, 137, Regent Street.

et n'ont par conséquent qu'une très-légère aberration de sphéricité. Par suite, quand la surface concave se dirige vers l'œil, il y a une réfraction moins irrégulière à la périphérie du système, aussi la régularité de l'image est-elle beaucoup moins altérée. Cette propriété agrandit le champ visuel en permettant de regarder à travers ces lunettes plus obliquement, comme l'indiqua le premier Wollaston, qui donna pour cette raison à ces verres le nom de périscopiques. Ils ont pour principaux désavantages de réfléchir davantage la lumière et aussi d'être plus lourds et plus chers que les lentilles sphériques.

Il faut quelquefois que les verres de lunettes aient un foyer différent à leurs parties supérieure et inférieure (*lunettes pantoscopiques*). C'est surtout le cas quand la presbytie coexiste avec la myopie et l'hypermétropie. Ainsi Franklin, qui était presbyte en même temps que légèrement myope, employait des verres dont le segment inférieur était convexe pour neutraliser la presbytie et le segment supérieur concave pour neutraliser la myopie. Ces verres se nomment à Paris *verres à double foyer* et se fabriquent en usant sur la meule la partie supérieure du verre de lunette dont la surface se détourne de l'œil, et lui donnant un autre rayon. Ces lunettes doivent se placer devant les yeux à une hauteur telle que, lorsqu'on regarde les objets rapprochés, les rayons ne tombent sur l'œil qu'à travers le segment inférieur, tandis que ceux des objets éloignés ne doivent traverser que le segment supérieur. Ce genre de lunettes rend de grands services aux peintres en miniature, aux professeurs, etc.

Les lunettes *prismatiques* s'emploient quelquefois soit dans le but d'exercer et par là de fortifier certains muscles du globe oculaire, soit pour les soulager. L'action des prismes et l'usage des lunettes prismatiques dans les affections des muscles de l'œil ont été amplement expliqués au chapitre consacré à l'asthénopie musculaire. Généralement les prismes se tournent avec la base en dedans (pour soulager les muscles droits internes) et peuvent s'employer soit seuls, soit combinés avec des lentilles convexes ou concaves. Dans ce dernier cas on les taille de manière à combiner l'effet d'un prisme avec celui d'une lentille sphérique. En tournant la base du prisme en dedans, les rayons se dévieront quelque peu en dedans de la tache jaune, l'œil se tournera par conséquent légèrement en dehors, de manière à amener de nouveau les rayons sur la tache jaune ; par suite la convergence des axes optiques sera diminuée, l'effet sera le même que si l'objet était éloigné de l'œil dans une certaine mesure, mais il est vu sous le même angle visuel et la divergence des rayons n'est pas modifiée.

À côté des verres prismatiques doivent se placer les lentilles décentrées de Giraud-Teulon. Elles sont construites de telle manière que l'œil, au lieu de regarder à travers le centre du système, se sert des portions excentriques de deux lentilles convexes ; les verres acquièrent ainsi une action légèrement prismatique. Ainsi dans les lentilles convexes le centre doit se trouver un peu en dedans des lignes visuelles, c'est le contraire dans les verres concaves où le centre doit être un peu en dehors des lignes visuelles.

Le docteur Scheffler propose de substituer aux lentilles sphériques ordinaires des verres coupés à la périphérie d'une forte lentille et de telle façon qu'ils agissent comme des lentilles décentrées ; il les nomme lunettes « osthoscopiques. »

L'avantage qu'il leur attribue, c'est d'harmoniser la convergence des axes optiques avec le changement de l'accommodation, ce qui n'a pas lieu avec les lentilles sphériques ordinaires. Son ouvrage *Die Theorie der Augenfehler und der Brille*, dans lequel ce sujet est traité d'une manière complète, a été traduit en anglais par M. R. B. Carter.

J'ai déjà dit (page 106) que les conserves sont très-utiles pour protéger les yeux contre l'éclat d'une trop vive lumière, contre les corps étrangers ou les vents froids. Les meilleures sont celles qui sont garnies de verres colorés en bleu de moyenne intensité et recourbés. Les œillères ne sont indiquées que dans le cas où le malade s'expose à l'air extérieur peu après une opération grave, alors que l'œil est encore enflammé et très-sensible au froid, mais dans toutes les autres circonstances il faut préférer les verres coquilles. Dans ces derniers temps, MM. Salom ont imaginé d'ajouter de chaque côté des verres bleus et recourbés des *conserves* des morceaux de fine gaze ; grâce à cette modification, les conserves deviennent tout aussi efficaces que les œillères et beaucoup plus légères, tout en étant moins disgracieuses.

La sensation d'éblouissement dont se plaignent beaucoup de malades (surtout les myopes) lorsqu'ils sont exposés à l'éclat de la lumière, s'apaise singulièrement sous l'influence des verres bleus. J'ai déjà dit qu'autrefois les rayons rouges du spectre solaire passaient pour fatiguer le plus les yeux, aussi les verres de couleur verte (qui interceptent les rayons rouges) étaient-ils alors fort en vogue. Mais aujourd'hui on sait que ce ne sont pas les rayons rouges, mais les rayons orangés, qui sont irritants pour la rétine ; or comme c'est la couleur bleue qui intercepte les rayons orangés, c'est elle qui convient pour les lunettes de ce genre. De plus, la couleur bleue, en raison de sa position plus excentrique dans le spectre solaire, fait moins d'impression sur la rétine. Les verres de nuance fumée ne sont pas aussi bons, parce qu'en interceptant une partie de la lumière et de la coloration, ils rendent l'image plus ou moins indistincte.

Il est souvent fort désirable de combiner la teinte bleue avec l'usage des lentilles sphériques convexes ou concaves ; rien de plus facile quand il s'agit de verres faibles ; mais pour les numéros élevés, c'est plus difficile, car, par suite de l'épaisseur différente du verre, la teinte prend une différence considérable au centre et à la périphérie de la lentille. Il est bon dans ces cas d'adopter la méthode suggérée par M. Laurence, et qui consiste à coller, avec du baume du Canada, une lamelle très-mince de verre de teinte unie sur le fond d'une lentille plan-concave.

Outre les conserves colorées qu'on emploie pour garantir les yeux de l'éclat de la lumière, du vent froid et de la poussière, etc., nous citerons encore les appareils dont se servent les ouvriers pour protéger l'œil, pendant leur travail, contre l'action des éclats de pierre, des paillettes d'acier, etc. Les meilleurs sont ceux qui sont garnis de verres plans dont la périphérie se continue avec un treillis métallique ou de la gaze, car ils sont assez forts pour résister à toutes sortes de fragments de ce genre, à part ceux d'un volume exceptionnel. Les principaux reproches à leur adresser sont leur prix et leur poids. Pour obvier à ces inconvénients, le docteur Cohn[1] a recommandé l'emploi du mica au lieu de verre

---

[1] *Berliner Klinische Wochenschrift*, 24 février, 1868.

pour la fabrication de ces lunettes. Le mica, lorsqu'il est
de bonne qualité, a la même transparence que le verre, mais
il prête aux objets une faible teinte grise qui ne diminue
en rien l'acuité de la vision, tout en modérant l'intensité de
la lumière. Le bord de ces lunettes, taillées sur le modèle
des verres recourbés des conserves ordinaires, doit s'étendre
jusqu'au pourtour de l'orbite, en laissant seulement une petite ouverture du côté temporal. Elles sont beaucoup plus
légères et meilleur marché que les lunettes de verre et ne
risquent pas de se briser en tombant.

DIFFÉRENCE DE RÉFRACTION DES DEUX YEUX

(ANISOMÉTROPIE).

Il n'est pas rare de rencontrer les yeux doués d'une réfringence inégale. Cette différence se rencontre généralement
dans la myopie ou l'hypermétropie, chaque œil présentant
l'anomalie à un degré différent; l'un des yeux peut encore être emmétrope, tandis que l'autre est myope ou hypermétrope; on voit aussi la myopie exister d'un côté, avec
l'hypermétropie dans l'organe opposé. L'absence du cristallin (aphakie) dans un œil donne lieu, naturellement, à une
très-grande différence dans l'état de la réfraction des
deux yeux. Le plus souvent la réfraction des deux yeux
est à très-peu près identique. Quelquefois cependant l'on
constate des différences considérables dans le degré de
myopie ou d'hypermétropie. Quel genre de verres faut-il
donner aux malades ainsi affectés? telle est la question pratique qu'il s'agit de résoudre. Il semblerait à propos de
pourvoir chaque œil du verre que réclame son état particu-

lier de réfringence ; généralement cependant le résultat pratique n'est pas satisfaisant ; il est de règle en effet que les malades se plaignent d'avoir la vision confuse et indistincte avec de semblables lunettes, défaut qui s'explique par la différence d'étendue des deux images rétiniennes. Il est donc préférable de donner aux deux organes le verre qui convient à l'œil le moins amétrope (qu'il s'agisse d'hypermétropie ou de myopie). Dans le cas où le malade aurait besoin de jouir de la plus grande acuité possible de la vision, on pourrait lui donner deux verres différents de manière à neutraliser complétement la différence de l'état de réfraction ; on lui ferait essayer ensuite les lunettes afin de s'assurer si elles lui permettent de voir distinctement et sans peine. Il lui suffira parfois d'un peu de pratique pour y arriver, on pourra alors les lui laisser. Dans le cas contraire, on se contenterait de neutraliser en partie la différence pour diminuer ainsi l'étendue des cercles de diffusion. La myopie est-elle par exemple $= \frac{1}{14}$ dans un œil et $= \frac{1}{6}$ dans l'autre ; l'on peut prescrire le concave n° pour XV le premier et le concave n° IX ou X pour l'organe opposé. Dans le cas où la vue des deux yeux (dont le degré de myopie diffère considérablement) est également bonne, on a conseillé encore de donner aux deux organes le verre de numéro intermédiaire entre les deux degrés de myopie. Si, par exemple, un œil exige le concave n° IV, et l'autre le concave n° VIII, il serait à propos de prescrire le concave n° VI pour les deux yeux. Mais ces verres réussissent mal, parce que, trop forts pour un œil, trop faibles pour l'autre, ils ne conviennent ni à l'un ni à l'autre des yeux.

Lorsque la différence de réfringence résulte de la myopie d'un œil et de l'hypermétropie de l'organe opposé, il est encore souvent difficile de munir les yeux de verres capables de neutraliser l'une et l'autre anomalies. Cette difficulté tient à la différence d'étendue des images rétiniennes qui se produiront sous l'influence des lunettes ; en effet, le verre convexe agrandissant l'image, la lentille concave la diminuant, il peut y avoir là une source de confusion considérable. Dans tous les cas de réfringence inégale des deux yeux les malades essayeront les verres pendant un peu de temps, afin de s'y habituer, si c'est possible, avant que le chirurgien se prononce définitivement sur l'espèce de verres qu'il doit prescrire.

FIN.